卫生技术评估中的
成本效果建模——实操教程

Cost Effectiveness Modelling for
Health Technology Assessment：A Practical Course

〔新西〕 R. 埃德林（Richard Edlin）

〔加〕 C. 麦凯布（Christopher McCabe）

〔英〕 C. 休 姆（Claire Hulme） 著

〔英〕 P. 霍 尔（Peter Hall）

〔英〕 J. 赖 特（Judy Wright）

金春林 主 审

李 芬 主 译

胡嘉浩 刘宇晗 副主译

科学出版社

北 京

图字：01-2023-0146 号

内 容 简 介

近年来"经济学评价"是医药领域内的热门话题,卫生技术评估这项国际通用的决策工具已被国家医疗保障局用于每年进行的《国家基本医疗保险、工伤保险和生育保险药品目录》调整工作中。卫生技术评估中,经济学评价最主流的方式为成本效果分析。成本效果分析往往需要依靠决策树、马尔可夫模型等对不同医疗技术的成本和效果进行模拟以产生相应证据辅助决策。本书为一本侧重经济学评价实操的教科书,系统介绍了经济学评价的基础理论及实操步骤,并提供习题供读者练习,可作为目前已有经典教材的有机补充。同时,译者在翻译过程中对关键材料进行补充,可供读者进行延伸阅读。

本书主要面向相关专业本科生、研究生;医疗卫生相关部门决策者,高校、医疗机构、科研机构从事相关研究的研究人员,医药企业相关职能部门从业人员,以及任何对本书感兴趣的读者。

First published in English under the title Cost Effectiveness Modelling for Health Technology Assessment: A Practical Course
by Richard Edlin, Christopher McCabe, Claire Hulme, Peter Hall and Judy Wright Copyright
© Springer International Publishing Switzerland, 2015
This edition has been translated and published under licence from
Springer Nature Switzerland AG.

图书在版编目(CIP)数据

卫生技术评估中的成本效果建模:实操教程／
(新西兰)R. 埃德林(Richard Edlin)等著;李芬
主译. —北京:科学出版社,2023.11
ISBN 978-7-03-074295-7

Ⅰ.①卫… Ⅱ.①R… ②李… Ⅲ.①卫生保健-技术
评估-成本-效益分析 Ⅳ.①R161

中国版本图书馆 CIP 数据核字(2022)第 241028 号

责任编辑:闵　捷／责任校对:谭宏宇
责任印制:黄晓鸣／封面设计:殷　靓

科 学 出 版 社 出版
北京东黄城根北街 16 号
邮政编码:100717
http://www.sciencep.com

南京展望文化发展有限公司排版
江苏凤凰数码印务有限公司印刷
科学出版社发行　各地新华书店经销

*

2023 年 11 月第 一 版　开本:B5(720×1000)
2023 年 12 月第三次印刷　印张:15 1/4
字数:265 000

定价:100.00 元
(如有印装质量问题,我社负责调换)

译者名单

主　　审　金春林［上海市卫生和健康发展研究中心（上海市医学科
　　　　　　学技术情报研究所）］

主　　译　李　芬［上海市卫生和健康发展研究中心（上海市医学科
　　　　　　学技术情报研究所）］

副 主 译　胡嘉浩［上海市卫生和健康发展研究中心（上海市医学科
　　　　　　学技术情报研究所）］

　　　　　刘宇晗［上海市卫生和健康发展研究中心（上海市医学科
　　　　　　学技术情报研究所）］

外审专家　陈英耀（复旦大学）

　　　　　李洪超（中国药科大学）

译　　者　（按姓氏笔画排序）

　　　　　丁瑞琳（中国药科大学）

　　　　　马　越（中国药科大学）

　　　　　王璐颖（中国药科大学）

　　　　　赵　骞（英国约克大学）

　　　　　姚竑羣（瑞典卡罗林斯卡医学院）

　　　　　管　欣（中国药科大学）

译者的话

我国医疗正经历从经验决策向循证决策的转变点,价值医疗的重要性日益凸显。面对不断攀升的医疗卫生费用与日新月异的技术变化,如何对卫生技术与服务的准入、退出与监测进行科学管理,成为当下迫切需要解决的议题。当下,卫生技术评估(health technology assessment, HTA)作为国际通用的决策工具,迅速进入国内医疗行业管理者的视野。HTA 是指对某种卫生技术的技术特性、临床安全性、有效性、经济学特性和社会适应性(社会、法律、伦理道德和政治影响)进行全面系统评价的多学科活动。因此,HTA 在医药卫生技术事前、事中和事后管理环节中,均大有可为,可全面发挥其循证证据的作用。

从 2019 年起,国家医疗保障局连续开展常态化的《国家基本医疗保险、工伤保险和生育保险药品目录》(以下简称《医保目录》)调整工作,明确了安全、有效、经济、创新及公平 5 个价值维度,亦在药品谈判中要求企业提交经济学评价、预算分析等 HTA 证据资料。HTA 已成为判断药品是否应该纳入《医保目录》的重要工具,而经济学评价的结果更是指导医保支付标准的重要技术依据。

为确保我国 HTA 在未来可持续、高质量发展,提升评估的科学性、规范性,最终实现价值医疗驱动下的"健康中国";上海市卫生和健康发展研究中心(上海市医学科学技术情报研究所)特组织国内一批具有丰富经济学评价经验的中青年学者发起了 Cost Effectiveness Modelling for Health Technology Assessment: A Practical Course 一书的翻译和出版工作。在本书翻译过程中,各位译者也将自己的实践经验以译者注的形式融入原书之中,以期能更好地帮助读者掌握经济学评价这门技术工具。

本书共 13 章。第 1 章介绍基础概念;第 2 章明确了经济学评价中的常用参数及其来源;第 3 章介绍了如何构建决策树模型;第 5、9 章介绍马尔可夫模型,每种模型都提供了 Excel 版本的习题以帮助读者扎实掌握;第 4、6~8、10 章着重于概率敏感性分析的理论基础,并以第 5 章搭建的马尔可夫模型为基础,指导读者于 Excel 中使其概率化;第 11 章介绍了如何解读概率敏感性分析的结果;第 12、13 章系统讲述了目前新兴的信息价值概念及计算方法。本书每章都由浅入深地回答了"为什么这么做"和"怎么做"的重要问题。本书在提供理论基础、计算公式、操作指导的同时还提供了大量练习题,希望各位读者能从中有所收获。

谨在此感谢所有为本书中文版的翻译和出版做出努力贡献的专家学者。由于翻译时间有限,书中如有不当之处,敬请同道和读者不吝批评指正。

金春林

上海市卫生和健康发展研究中心(上海市医学科学技术情报研究所)主任、研究员

2023 年 3 月

原书前言

　　在过去的几十年里,针对健康干预的成本效果分析取得了长足的进步。在这样的大背景下,方法、统计技术和建模方法数量呈指数级增长。对于研究者而言,这意味着他们将面临陡峭的学习曲线,以及学习各种决策分析模型技能的需求,并在贝叶斯方法中培养技能和专业知识。围绕成本效果分析或成本效果模型的术语也在不断演变,这可能会阻碍人们对这些方法的理解,特别是因为类似经济学评价、成本效果和成本效益的短语在日常生活中经常被互换使用。在过去的 10 年里,我们在教授经济学评价和成本效果模型方法时,越来越意识到这一点。

　　所以,成本效果模型在成本效果分析的框架内扮演怎样的角色? 简单来说,成本效果模型(又称决策分析成本效果模型)是成本效果分析领域的一种工具或技术。经济学评价是一系列能被用来评估成本和获益的方法(例如成本效果分析或成本效益分析),成本效果分析是这些方法中的一种。而决策分析模型是一种指导决策过程的统计方法,因此(决策分析)成本效果模型是一种用于指导成本效果模型决策过程的统计方法。本书聚焦于这些成本效果模型。

　　鉴于成本效果模型的复杂性及常常伴随而来的陌生术语,我们希望使本书可以尽可能地易于理解,同时提供全面深入的使用指南,并反映最新的技术水平——包括成本效果模型的最新发展。尽管成本效果模型的性质意味着其中某些部分不可避免地具有技术性,但我们已经将理论和方法的解释拆分成若干小块,以适合读者学习。我们在使用术语和方法时提供了解释,同时书中的练习使读者可以在学习的过程中测算自己的技能和理解。本书的内容和练习在很大程度上是由我们的学生精心打磨的,特别是那些参加过我们在阿尔伯塔大学开发和举办的模型课程的学生。衷心感谢这些学生!

R. 埃德林,博士(奥克兰,新西兰)

C. 麦凯布,博士(埃德蒙顿,阿尔伯塔省,加拿大)

C. 休姆,博士(利兹,英国)

P. 霍尔,全科医学士、博士(爱丁堡,英国)

J. 赖特,理学硕士(利兹,英国)

目 录

第 1 章

经济学评价、成本效果分析和医疗资源配置

在医疗资源有限或稀缺的条件下，医疗卫生部门如何决定应当为患者开具何种处方或推荐何种医疗技术或服务？如何在新医疗技术、医疗服务项目或医疗服务模式中进行选择？如何确定医疗技术或服务物有所值的标准？本书的目的在于介绍如何构建用于决策分析的成本效果模型，旨在提供相关理论和实践知识帮助读者分析上述问题并设计、运用符合卫生技术评估组织方法学标准的模型。本章介绍经济学评价、成本效果分析和医疗资源配置的概况。

1.1 引言

本书旨在介绍用于决策分析的成本效果模型构建,为读者设计、搭建符合英国国家卫生与临床优化研究所(National Institute for Health and Clinical Excellence, NICE)和加拿大药品与卫生技术局(Canadian Agency for Drugs and Technologies in Health Care, CADTH)等卫生技术评估组织方法学标准的模型提供所需的理论和实践知识(NICE, 2013; CADTH, 2006)[①]。本书不仅介绍决策树和马尔可夫模型的构建方法,更重要的是将演示如何解读成本效果分析的结果;并提供练习题目帮助读者学以致用。在开始具体内容之前,本章介绍了经济学评价、成本效果分析和医疗资源配置的概况。1.2 节介绍稀缺性、选择和机会成本的概念;1.3 节梳理不同类型的经济学评价,其中的重点是成本效果分析和成本效用分析;1.4 节进一步介绍增量成本效果比(incremental cost-effectiveness ratio, ICER)、绝对优势和净效益(net benefit, NB)法的概念。

1.2 稀缺性、选择和机会成本

稀缺性是经济学的重要前提,即资源是有限的(例如,外科医生的时间、专业设备或病房的床位数量)而需求是无限的(患者的无限需求)。面对有限或稀缺的资源,医疗卫生部门如何决定为患者开具何种处方或推荐何种医疗技术或服务?如何决定采用哪些新技术、服务项目或服务模式?如何确定医疗技术或服务物有所值的标准?在决策时,所有医疗卫生部门和决策者都会受到预算的限制。在公共卫生体系中,通常将用于医疗卫生的资金分配给负责卫生管理的政府部门。因为所有支出都需要资金来源,即使是私立的医疗机构通常在提供医疗技术或服务时预算也有限。经济学评价能够比较医疗卫生项目、治疗、服务和干预方案的成本与临床产出。虽然此类分析的结果无法给出应如何配置资源的明确答案,但它们能作为决策过程中使用的工具,用来探

---

① 译者注: NICE 于 2022 年 1 月 31 日发布了其新版卫生技术评估的操作指南,详见 https://www.nice.org.uk/process/pmg36/chapter/introduction-to-health-technology-evaluation,为 2013 年版后的首次更新。

究在不同资源配置方式下可能发生的情况。

任何关于医疗服务准入的选择或决策都会产生机会成本。而机会成本的概念是卫生经济学的基础,其核心观点是:基于资源的稀缺性,使用资源提供某项医疗服务将会不可避免地牺牲其他医疗服务的提供。在做出是否提供干预方案、医疗服务或医疗项目的决策时,最重要的关注点是其改善健康的程度;但是天下没有免费的午餐[产出(outcome)越高的医疗干预方案往往花费也更高];医疗卫生干预方案或项目的成本越高,可用于其他干预方案或项目的资源就越少。但是,经济学评价并不是一种会计形式或单方面地削减成本;它是通过评价服务的获益和成本,为有效配置资源提供信息;它是一种对可供选择的方案的成本和临床结果的比较分析(Drummond et al., 1987)。因此,经济学评价旨在提供可靠信息,确保选择的医疗项目获益超过机会成本,以帮助目标资源发挥最大的作用(World Bank, 1993)。

1.3　经济学评价的类型

经济学评价存在多种形式,包括成本效果分析(cost-effectiveness analysis,CEA)、成本效益分析(cost-benefit analysis, CBA)和成本效用分析(cost-utility analysis, CUA)。本书重点介绍 CEA 和 CUA,因为 CBA 很少被用于医疗卫生部门的资源分配决策。但为了保证内容的完整性,仍然会简要介绍 CBA。另外需要注意的是,虽然本章分别介绍了 CEA 和 CUA,但 CEA、CUA 都可以被称为成本效果(cost effectiveness)。在这种情形下,CUA 被认为是一种特殊类型的 CEA。

1.3.1　成本效益分析(CBA)

CBA 比较干预方案的效益和成本,效益以货币的形式评估。这类分析可以探究特定目标是否物有所值,以及应该多分配或者少分配多少社会资源来实现该特定目标。

CBA 的基础理论是社会福利存在并且能够转移,可以通过将额外资源转移到具有更大社会效益的生产上来实现福利最大化。CBA 的决策规则是只有在提供干预方案的附加效益的货币价值超过其实施所需的附加成本时,才应该提供该种医疗干预。通过选择并为这些干预提供资金,或许可以确保社会中每个人都能过得更好。而如果干预方案的成本超过了其效益,就没有办法持续为其提供资金,因而不得不使某些人过得更差。这类分析的假设是将一种干预方案与另一种干预方案分开评价,如果要在两种措施之间进行选择,可以先评估两种干预方案的产出,通过货币形式评估每种干预方案的产出和成本。

1.3.2 成本效果分析(CEA)

CEA 源于生产理论。这类分析试图确定如何以相同的成本产生更多的健康效益,或者如何以较低的成本获得相同的健康效益。CEA 中使用的社会决策方法的前提是:经济学评价的目标是将决策者想要最大化的东西最大化(Sugden and Williams,1978)。因此决策者可能是社会、公共部门、卫生部门、患者及其主要照顾者或家人。

因此,CEA 的结果一定程度上取决于决策者的观点。例如,在医疗卫生领域,通常仅将医疗保健系统的成本包括在 CEA 中,并认为医疗卫生预算应该用于最大限度地提高健康水平(Johansson,1991)。比较不同医疗服务项目或干预方案的增量成本效果比的有关信息,可以在预算不变的前提下将健康效果最大化。或者说,每一个健康效果单位的价格能够被确定并用作决策准则。在实践中,必须确定健康效果最大化时的总体预算,以使用预算最大化法(假设决策者希望使用固定预算使健康效果最大化)。但是,只有在预算内的成本才会被纳入分析,从社会角度来看这可能会导致次优决策的出现,因为卫生系统预算之外的成本未被考虑。NICE 等机构提供了卫生和社会角度下的成本效果研究指南(NICE,2013),但相关研究逐渐向全社会角度发展,将生产力损失等成本纳入了考量范围(DoH,2010)。

与 CBA 不同,CEA 以自然单位测量健康产出(例如,挽救的生命年数、检测到的肿瘤、血压降低、避免的心脏病发作)。为了保证研究结果有效,CEA 的健康产出需要使用一致的价值;这个价值不应取决于个体患者(应该是可比的),健康产出指标值变化的价值应该只取决于变化的大小(应该具有等距属性)。以一个以体重指数(body mass index,BMI)为主要结局指标的假设性试验为例,假设这项试验表明体重越高和越低的患者风险越大。图 1-1 显示了当患者的 BMI 每下降 1 个单位(kg/m^2)时风险比(人们面临的风险)的变化。如果 BMI 具有可比性和等距性,我们能预想到 BMI 每下降一个单位,风险下降值不变。但从图中可以清楚地看出并非如此,因为随着测量对象当前 BMI 值的增加,其 BMI 下降 1 个单位带来的价值也增加,并且男性和女性的规律也不一样。因此,BMI 降低可能不是 CEA 的健康产出的恰当指标。

CEA 的实施相对简单。但因为分析中只考虑了一种产出,它不能将其

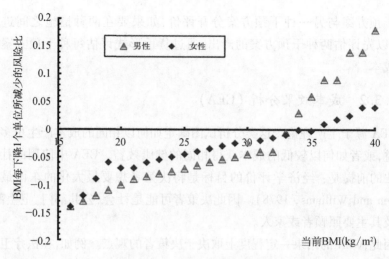

图1-1　BMI可比性和等距性

他方面的影响纳入成本效果比。因此,一项以挽救生命年作为产出的CEA,就无法反映干预方案对患者生命质量带来的一些重要的潜在影响。此外,如果干预方案的目的不同,也无法进行比较。决策者怎么能比较避免一次心脏病发作的成本和避免一次髋部骨折的成本? 即使是标准的CEA也无法实现。另一个缺点是,产出指标与健康之间的关系往往不清楚,尤其是产出指标单位是生物学指标的时候,如肿瘤反应或前列腺特异性抗原的数值。

　　在经济学评价中,两个方案之间的成本差异[也称为增量成本(incremental cost)]和效果差异[增量效果(incremental effectiveness)]都很重要。在任何分析中,我们都无法确定成本或效果的确切差异大小。而最小成本分析(cost-minimization analysis, CMA)是一种特殊类型的分析,它假设我们至少可以知道效果的确切差异大小。CMA假设干预方案的疗效没有差异,因此只考虑与每项干预方案相关的成本。不仅这个基础假设是站不住脚的,而且已有研究证明采用这一假设会产生结果偏倚,因为它忽略了疗效与成本之间的相关性。由于CMA的基本假设不成立,这类分析已经很少使用(Brazier et al., 2007; Dakin and Wordsworth, 2013)①。

————————————

　　① 译者注:强烈不建议使用CMA的原因还有下列几点:第一,CMA的假设极度依赖于观测到的数据,而这些数据本身可能存在偏倚;第二,很多出现阴性结果的临床试验是因为样本量不足;第三,会出现过分依赖统计学第一类错误而相对忽略犯第二类错误的现象;第四,经济学评价的重点是对增量成本和效果不确定性进行描述,而非进行统计学检验;第五,即正文所述的CMA无法描述成本和效果的交互效应,只有通过CEA才能观察到成本和效果的交互效应并且可以使用成本效果可接受曲线等方式体现增量成本效果比的不确定性。

1.3.3　成本效用分析（CUA）

CUA 通常被认为是一种更复杂的 CEA，也经常被称为 CEA。这两种分析在测量产出的方式上有所不同。在 CUA 中，疗效是以"健康年"来测量的；健康年由一种多维度的效用度量标准表示，将患者获得的生命年与对这些生命年质量的评估结合起来。产出指标包括质量调整生命年（quality adjusted life year，QALY）和伤残调整生命年（disability adjusted life year，DALY）。两者都能用于 CUA，但自 20 世纪 90 年代以来，QALY 是 CUA 中更为广泛接受的产出指标（Gold et al.，1996；NICE，2013）。

上文提到了基于效用的指标，而效用实际是对偏好的一种测量。在这种情况下，效用是对个人或社会的特定健康状态的偏好或价值认知的度量。通常情况下 1 是效用的最大值，1＝完全健康，0＝死亡，比死亡更糟糕的健康状态则效用取负值。这些效用值可以与生存数据相结合，得出 QALY。举例如下：假设某人的健康效用值为 0.5，当前的预期寿命为 4 年，健康状态保持不变（也就是说健康状态在 4 年的预期寿命内不会变差或变好）。对于这样的个体，QALY＝4×0.5＝2。然而，他们可能会接受手术改善健康状态，假设效用值为 0.8，预期寿命为 8 年（同样在稳定健康状态下）。在这种情况下，他们的 QALY＝8×0.8＝6.4。因此，手术多获得的 QALY＝6.4－2＝4.4。如图 1-2 所示。

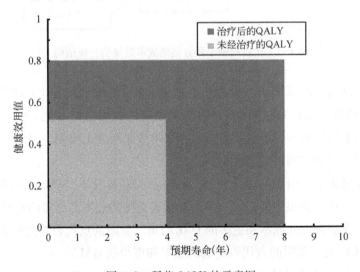

图 1-2　所获 QALY 的示意图

相比 CEA 使用 1.3.2 节中所提到的自然单位,CUA 的优势在于允许在不同疾病的医疗卫生干预方案之间和同一疾病的干预方案之间进行比较。例如,如果用检测肿瘤的例数来比较干预方案,只能比较检测肿瘤的不同干预方案。而使用 QALY,可以对用于检测肿瘤的干预方案和用于降低血压的干预方案进行比较。CUA 还具有综合生活质量和考虑不同健康状态偏好的优势。但是,CUA 仅限用于健康效益的测量(可通过产出测量),同时在测量健康效用值方面也存在挑战(Brazier et al.,2007;Nord,1999;Dolan,2000;Devlin et al.,2012)。

1.4　增量成本效果比（ICER）

CEA 和 CUA 都可以对两种或多种干预方案进行比较。图 1-3 显示了比较两种干预方案的典型分析结构。

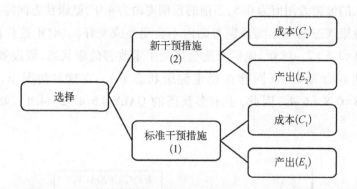

图 1-3　比较两种干预方案的成本效果的分析结构

为了准确反映新干预方案的机会成本,应与最优替代方案(对照干预方案,以下称为"对照")进行比较。通常是当前的标准治疗方案,但并不绝对。干预方案的增量成本和增量效果可以在成本效果平面上绘制。图 1-3 上的点表示不同干预方案间的差异大小。

成本效果平面由四个象限组成,纵轴表示增量成本,横轴表示增量效果(图 1-4)。第一象限中的任何一个点都代表更高的成本和更多的 QALY;第四象限的点代表更低的成本和更多的 QALY;第二象限的点代表更高的成本和更少的 QALY;第三象限的点代表更低的成本和更少的 QALY。

该类分析的结果是增量成本效果比通常简写为 ICER。ICER 评估的是

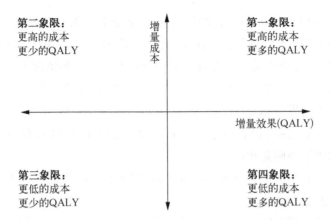

图 1-4　成本效果平面示例

干预方案相比于对照方案增量成本与增量效果的比值。ICER 的计算公式如下：

$$ICER = \frac{C_2 - C_1}{E_2 - E_1} = \frac{\Delta C}{\Delta E}$$

其中：

C_2 是干预方案的成本；

E_2 是干预方案的疗效；

C_1 是对照方案的成本；

E_1 是对照方案的疗效。

在成本效果平面上，所有干预方案都能通过其与对照方案的增量成本和增量效果来描述。与自身相比，对照组的增量成本和增量效果为 0；在图上，它可以用横轴和纵轴相交的原点来表示。比较对照组和干预方案时，可以将原点与干预方案对应点相连，该线的斜率就是 ICER。

如果 ICER 位于第四象限，则 ICER 为负值，且新的干预方案更经济，也就是说它相比对照组具有绝对优势（比对照组更有效且成本更低）。如果 ICER 位于第二象限，则 ICER 为负值，但新的干预方案将不具有成本效果，也就是说它具有简单劣势（比对照组成本更高但效果更差）。对于在剩下的两个象限（第一和第三象限）的 ICER 来说，ICER 是正值，经济性需要权衡考虑：在第一象限时，虽然干预方案的成本更高，但也更有效；相对应地，在第三象限时，虽然成本较低，但干预方案不如对照组有效。

那么，当 ICER 落入第一或第三象限时如何处理？在该情况下，将 ICER

与上限比率(ceiling ratio)进行比较,上限比率是指干预方案要具备成本效果必须满足的 ICER 水平的上限。有时,上限比率被用来代表购买一个单位健康产出的支付意愿,如购买一个 QALY 的支付意愿。在这种情况下,上限比率代表社会或决策者心目中一个单位产出的价值。然而,更常见的情况是,上限比率被称为成本效果阈值(threshold),代表购买其他医疗的机会成本。尽管上述两种关于上限比率(由希腊字母 lambda 表示,即 λ)的解释具有较大不同,但其适用的决策规则是相同的。

如果新的干预方案更有效但成本更高,那么 ICER<λ,新干预方案更经济;ICER>λ,新方案不经济。

如果新的干预方案成本较低但效果较差,则 ICER>λ,新干预方案更经济;ICER<λ,新干预方案不经济①。

在 ICER 等于上限比率的情况下,无论是否选择干预方案,卫生系统的生产效率都是相同的。在这种(几乎不可能的)情况下,标准决策规则没有任何指导性。第4章(4.4节)将进一步讨论成本效果平面与 ICER 的相关问题。

1.4.1 简单优势和扩展优势

当像前述那样比较两种替代干预方案或方案时,可以相对简单地确定新干预方案或活动是否成本更低且更有效(在第四象限),即其是否具有绝对优势,这被称为简单优势(simple dominance)。那么如果有两个以上的替代方案,又该如何处理?

如果有两个以上的替代方案,简单优势的概念仍然适用;一个或多个方案可能比其他方案的成本更低,效果更好。此外,还可以确定两个或更多方案的组合是否成本更低,效果更好。为了说明该情形,此处举出一个例子,A~E 5 种诊断测试可以提供给 500 个人。表1-1按照效果递增顺序列出了这些方案。为便于理解,我们假设成本最低、效果最差的方案 A 代表"标准方案",也就是作为对照方案。图1-5根据增量成本和效果描绘了这些选项。作为对照组,方案 A 出现在增量成本和增量效果两轴的交叉点,选项 B~E 代表疗效越来越好(但不一定更具经济性)的选项。将选项 B 与 A 进行比较,然后将 C 与 B 进行比较,以此类推来计算出表1-1最后一列所报告的 ICER。

---

① 译者注:本处的表述可能会令人费解。为帮助读者理解,译者对此两条规则做如下解释:无须考虑干预方案的新旧问题,试想有两种干预方案 AB,无论哪种干预作为参照,其 ICER 都是一定的,因为 $ICER_{AB} = ICER_{BA}$ $\frac{C_A - C_B}{E_A - E_B} = \frac{C_B - C_A}{E_B - E_A}$ 当 $ICER_{AB} < λ$ 时,成本高的干预方案更经济;当 $ICER_{AB} > λ$ 时,成本低的干预方案更经济。

表 1-1　五种诊断测试方案之间的 ICER(方案 A~E)

诊断测试方案	成本(百万美元)	效果(QALY)	ICER($\Delta C/\Delta E$)
A(标准方案)	50	10 000	
B	100	14 000	\$12 500/QALY
C	150	16 000	\$25 000/QALY
D	190	19 000	\$13 333/QALY
E	250	20 000	\$60 000/QALY

在此例子中,没有一项方案能够通过简单优势被排除,因为没有一项方案比其他方案的成本更低且效果更好。但可以确定两个或多个方案的组合是否比现有的一个选项成本更低,效果更好。

在图 1-5 中,我们通过方案 A 和方案 B 之间相连直线的斜率表示出它们之间的 ICER。该直线还存在另一种解读,其能够表示通过权衡方案 A 和方案 B,将固定比例的人(随机)分配到两个方案中。这里,方案 A 处的点代表 500 人被分配到方案 A,而 0 人被分配到方案 B;方案 B 处的点则代表相反的情况。如果将 250 人分配到方案 A,250 人分配到方案 B,预计结果将位于方案 A 和方案 B 的中间。

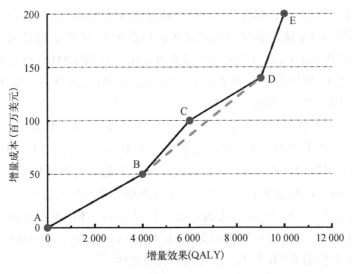

图 1-5　与标准方案相比诊断测试的增量成本效果比

通过类似的方式,可以权衡任何两个(或更多)治疗方案之间的组合。例如,假设我们将 250 人分配到方案 B,将 250 人分配到方案 D,可以预计结果为方案 B 和方案 D 的平均值,也就是该方案预计成本为 1.45 亿美元,健康产出为 16 500 QALY。相比之下,如果选择方案 C,成本为 1.5 亿美元而健康产出只有 16 000 QALY,故可以预见方案 B 和方案 D 的组合(事实上包括若干潜在组合)相比方案 C 具有绝对优势,因此我们说,方案 C 是扩展劣势。当我们权衡方案 B 和方案 D 之间的 ICER 时,也潜在考虑了它们之间的所有组合,而这样做已经发现了比方案 C 更好的结果。因此,我们有足够的理由排除方案 C。表 1-2 更新了可选择方案的列表,并重新计算了剩余方案相比前方案的增量成本和效果。

表 1-2　四种诊断测试之间的 ICER(方案 C 已排除)

诊断测试方案	成本(百万美元)	QALY	ICER($\Delta C/\Delta E$)
A(标准方案)	50	10 000	
B	100	14 000	\$12 500/QALY
D	190	19 000	\$18 000/QALY
E	250	20 000	\$60 000/QALY

在上述情况下,ICER 的值仍然在 \$12 500/QALY 与 \$60 000/QALY 之间,尽管在排除具有扩展劣势的方案后并不总是出现这种情况。现在决策者就可以使用分析结果来决定提供哪些测试了。如前所述,决策依据是成本效果阈值或支付意愿阈值(λ)。例如,如果成本效果阈值为 \$20 000/QALY,则不太可能提供方案 E;虽然方案 B 和方案 D 都在阈值内,但方案 D 比方案 B 更具成本效果。我们在阈值范围内选择 ICER 最高的方案。

如果按有效性顺序列出了 10 个替代方案(方案 A~J),那么计算将需要考虑 9 个 ICER 进行两两方案:比较方案 A 与 B、B 与 C 等,直到 I 与 J。如果必须比较所有可能的组合方案,将面临很大的工作量。与其这样做,不如看看 ICER 那一列的数据就够了。如果没有任何简单劣势或扩展劣势的方案,并且按照疗效增序逐一评价,就会发现每次比较计算的 ICER 也在逐渐增加。例如,在表 1-2 中,每个 QALY 从 \$12 500 跃升至 \$18 000 再至 \$60 000。正如之前强调的,更低的 ICER 并不一定代表更具经济性。

当存在简单劣势或者扩展劣势时,我们会发现 ICER 并不随着增量效果的增加而增加。例如,我们可能会发现有一些负的 ICER 值(因为有一些方案应该通过简单优势被排除),或者我们可能会发现 ICER 先增加后降低。在表 1-1 中,可以发现当从 B 移动到 C 时,ICER 增加,然后从 C 移动到 D 时,ICER 降低;这个例子表明,甚至在用方案 B 和方案 D 的组合检查 C 之前,就已经能够发现方案 C 具有扩展劣势了。使用这个经验法则,可以很快识别简单劣势或扩展劣势的方案。需要强调的是,在每一个简单劣势或扩展劣势的方案被排除后;所有的 ICER 必须重新计算,并再次用绝对优势和扩展优势的策略进行检查,重复这一步,直到 ICER 随着增量效果的数值持续上升。

1.4.2　净效益法

重要的是正确计算 ICER,将新的干预措施或感兴趣的干预措施与所有相关替代措施进行比较。使用不恰当的对照组可能会导致偏倚或产生误导性的结果,并且使用比率也存在数学上的困难。净效益法(Stinnett and Mullahy,1998)是一种替代 ICER 测量的方法。在该方法中,成本被转换为与效果相同的单位,或者效果转换为与成本相同的单位。假设就像本章中的案例,效果的单位是 QALY,成本的单位是 $ 。为了将效果度量单位(QALY)转换为成本单位($),需要在两者之间确定一个"转换比率"(exchange rate):也就是以 $/QALY 为单位的上限比率。

如果用上限比率乘以效果评价结果,就能够将效果转换为货币单位,也就能将净货币效益(net monetary benefit, NMB)定义为货币化的增量效果($\lambda \times \Delta E_i$)和货币化的增量成本($\Delta C_i$)之间的差值,其差值也以货币单位(如 $)来表示。类似地,也可以反过来通过除以上限比率将成本转换为效果单位衡量。在这种情况下,净健康效益(net health benefit, NHB)是增量效果(ΔE_i)和成本的健康当量(C/λ)之间的差值,并由效果单位(例如 QALY)进行表示。无论我们关注的是 NMB 还是 NHB,最具经济性的治疗都是净效益最高的那个。本书第 11 章中将更详细地讨论 NB 的框架。

净效益法的难点之一是确定 λ 值。这可能发生在以前缺少使用该单位进行决策的情况下,尤其是当 CEA 使用的效果单位是特定疾病临床领域的指标时(例如,想知道关于每颗乳牙修补、缺失或龋齿的支付意愿),或者是研究者可能选择不确定可信的上限比率时(CADTH, 2006)。在这种情况下,近几年成本效果可接受曲线(cost effectiveness acceptability curve, CEAC)越来越常被用作替代 ICER 的方法(van Hout et al. , 1994)。CEAC 解释了 ICER 的统计不确定性和上限比率的不确定性。它们显示的是在上限比率(λ)的不同水平下干预方案具有经济性的概率,但至关重要的是它不需要分析者知道决策者希望使用的上限比率具体值是多少。有大量文献阐述了 ICER 不确定性时所涉及的挑战(Polsky et al., 1997; Campbell and Torgerson, 1999)。本书第 4 章将对不确定性进行更详细的讨论。

1.5 小结

(1) 稀缺性是经济学的前提;任何提供医疗服务的消费选择或决策都会产生机会成本。

(2) 经济学评价是一种比较分析;它通过评估干预方案的效益和成本,为有效资源配置提供信息。

(3) CEA 使用效果指标进行评价,如检测到的肿瘤患者数量;这限制了将不同指标作为健康产出的分析之间的比较。

(4) 在 CUA(也常被称为 CEA)中,效果是用健康年来衡量的,健康年是对获得的生命年与这些生命年的质量的综合考虑。QALY 是被广泛接受的度量的参考标准(Gold et al., 1996; NICE, 2013)。

(5) 在开展 CEA 或 CUA 时,增量成本和增量效果都很重要。分析结果通常以 ICER 的形式计算并呈现:$ICER = (C_2 - C_1)/(E_2 - E_1) = \Delta C/\Delta E$。

(6) ICER 可以在成本效果平面上以图像形式表示。在比较干预方案和对照组时,可以将成本效果平面中的原点和干预方案代表的散点相连。ICER 是这条线的斜率。如果 ICER 位于第四象限,则新干预方案具有经济性且具有绝对优势,如在第二象限,新干预方案将不具有经济性且处于简单劣势。如果 ICER 在剩下的两个象限中,则需要进行权衡考虑。

(7) 净效益法是 ICER 的一种替代方法,它要求将成本转换为与效果相同的度量单位,或将效果转换为与成本相同的度量单位。

第 1 章参考文献

第 2 章

搜集决策分析成本效果模型所需的证据

用于决策分析的成本效果模型（cost effectiveness models，CEM）是一种机制，用于整合备选卫生技术的安全性、有效性和成本的各种证据，也包括疾病流行病学相关的证据、设计用于治疗的技术，以及在疾病过程中用于患者管理的医疗卫生系统。识别模型中将整合的证据的方法是决定模型质量的一个重要因素。本章能使您熟悉在为成本效益效果模型搜寻证据时的良好实践和证据来源，以及选择来源时需要考虑的因素，展示如何构建检索策略。

2.1 引言

第 1 章简要介绍了不同类型的经济学评价,并特别关注了成本效果分析(CEA)[包括成本效用分析(CUA)]。CEA 通常伴随临床试验开展,这一方法存在明显优势:因为在单一的临床试验中就可以观察和收集特定患者群体卫生资源使用和健康产出的情况(Johnston et al., 1999)。然而,仅使用单一试验数据会将分析局限在试验人群、待评估的干预方案及随访时间中(NICE, 2013)。CEA 中使用决策分析模型能够突破这些局限,并可以根据我们希望回答的问题进行分析。CEA 模型还有利于使用多种数据源回答单一临床试验无法解决的资源分配相关问题。

检索证据的方法是决定模型质量的重要因素,这也是一个独立的研究领域。这一领域的上级学科最有可能是医学图书馆学(health librarianship),但越来越多的人称该领域的主要从业人员为医学情报学专家。无论头衔是什么,他们的专家意见对任何使用决策分析 CEM 的团队都必不可少。

信息检索的具体培训不在本章范围内,但需要注意的是,在建立 CEM 时,应充分了解模型所采用的关键方法和数据来源,以便能够有效地与信息专家沟通。因此,在讨论建立决策分析 CEM 的细节之前,这一章可以帮助读者熟悉如何正确寻找 CEM 所需证据。

CEM 证据的寻找过程和证据来源与撰写综述不同。许多综述首先要确定研究问题,然后进行文献检索,旨在寻找与单一问题直接相关的研究。CEM 会随着临床诊疗路径和涉及的参数而变化,因此很难在模型开始建立时就确定检索问题。在开始建立经济学评价模型前,单一的文献检索不太可能捕获所有需要的数据(Kaltenthaler et al., 2014)。与综述检索相比,模型检索可以不那么详尽,但应更具有针对性,因为其目的是寻找识别足够的证据来填充模型,而不是检索所有的研究(Glanville and Paisley, 2010)。本章重点介绍医学情报学专家经常进行的关键检索的要求和方法。在确定临床路径和模型参数后,需进行进一步单独检索以帮助填充模型。建模中使用广泛而多样的证据来源意味着需要大量针对性的检索! 研究者和信息专员都应意识到:灵活地更新检索方法以应对模型对于信息的需求非常必要。虽然信息专员在制订检索方法及寻找信息方面起着关键作用,但这并不意味着研究者被排除在检索之外;事实上,模型通常使用源自研究者和医学情报学专家的检索证据,以及专家和关键人物提供的信息。

本章结构如下:2.2节简要介绍了证据来源和选择证据来源时需考虑的因素。2.3节描述了如何根据研究问题构建检索策略,这些方法适用于后续章节的检索设计。2.4节描述了如何检索现有的 CEM。2.5节关注如何寻找疾病流行病学与医疗技术安全性及有效性相关证据。2.6节讨论了研究者应如何检索健康相关生命质量和健康状态偏好相关的证据。2.7节描述了如何寻找医疗卫生资源使用和成本相关的证据。每部分均展示了相关证据来源以便于读者进行检索及记录有效的检索策略。2.8节描述了记录和报告检索过程的方法。2.9节中简要回顾了不同证据类型的质量评估工具。2.10节对本章涉及的要点进行了总结。

2.2　选择证据来源以检索证据

CEM 的证据来源很多,包括证据合成(evidence syntheses)、专家意见、观察性研究、随机对照临床试验(randomized controlled trials, RCT)、其他类型的临床研究、参考价来源和常规数据来源(Paisley, 2010)。国际、国家及地区数据库和网站提供了这些研究文献和数据的访问途径。本章将列出相关关键资源。此外,卫生经济学核心图书馆推荐网站(Health Economics Core Library Recommendations)(Academy Health, 2011)[①]和卫生经济学资源网站(Health Economics Resources, Health Economics Resources)(University of York Library, 2015)[②]上可以获得更多相关资源的最新链接。

在多学科资源网站(如 Scopus)、特定学科资源网站(如护理学专业相关文献网站 CINAHL)和循证资源网站(如 McMaster Health Systems Evidence)中也可以找到有用的研究(McMaster University, 2015)。检索数据库的选择主要取决于数据库的可访问性、主题覆盖范围、流行情况及所涵盖的数据/报告类型。是否可以批量下载、论文全文的可获得性及研究者对于检索相关专业知识的了解程度也会影响检索数据库的选择。一些数据库免费向公众开放,而其他数据库可以通过机构订阅数据库来获取。PubMed 是 MEDLINE 的免费版本。许多机构通过数据库主机(如 Ovid 或 EBSCO)订阅 MEDLINE。

---

① 译者注:最新链接为 https://academyhealth.org/。
② 译者注:最新链接为 https://www.york.ac.uk/library/。

PubMed 的覆盖面比 MEDLINE 的订阅版略大,但高级搜索功能和下载选项较 MEDLINE 少(National Library of Medicine,2014)。对于"卫生经济学"领域的检索,主要使用的三个关键数据库是 MEDLINE、Embase 和英国国家医疗服务体系经济学评价数据库(NHS Economic Evaluations Database, NHSEED)[①]。Royle 和 Waugh 的研究表明,20 项卫生技术评估报告成本效果部分所纳入的研究中,94.8% 来自这三个数据库。然而,从 2015 年开始,NHSEED 不再更新。MEDLINE 和 Embase 仍然是两个关键的数据库,而多学科数据库,如 Web of Science Core Collection 也可用于搜索 MEDLINE 和 Embase 中未包含的费用相关研究。

包含人口和医疗服务使用情况、单位成本和医疗指南的数据库和网站也为 CEM 提供了宝贵数据。其中一些数据库可免费提供数据,而另一些则需收费。

图书馆学专家和医学情报学专家可针对如何选择最适合研究问题的数据库、其订阅情况及是否便于使用提供建议,并可为提升检索技能提供技术支持。

2.3 设计检索策略

目前已经有文献检索的标准方法可以用于收集研究问题相关的证据。这里将对这一方法进行简单介绍,并简述如何使用该方法从 MEDLINE 等数据库中获取 CEM 相关的证据。此外,可以从机构图书馆服务和搜索引擎中寻求更明确地制订检索策略的指南(Aveyard,2010;Booth et al.,2011)。

制订文献检索策略需要确定与研究问题相关的研究中存在的单词、短语和索引词(数据库主题标题)。然后在数据库中对每个词进行检索(或查询)。最后使用"布尔"(Boolean)逻辑符号将检索结果(检索到的记录)结合,生成问题相关的最终参考文献记录集。一个初步的检索计划有助于确定可使用的术语和短语及搜索的逻辑组合。一种方法是将研究问题拆分成不同的检索概念,再对研究概念相关的术语进行收集和组合。例如,"现有对听力障碍老年人使用助听器的经济学评价有哪些?"这个问题包含了以下检索概念:(A)"助听器",(B)"老年人",(C)"经济学评价"和(D)"听力障碍"。建议选取最有可能检索到相关论文的 2~3 个概念。在这个例子中,概念(A)、(B)

---

① 译者注:最新链接为 https://www.crd.york.ac.uk/CRDWeb/。

和(C)应该能检索到对使用助听器的老年人的经济学评价报告。"听力障碍"的概念是最难检索的,因为有许多术语和短语可以表明有听力障碍。收集所有的听力障碍术语并将其输入数据库可能会很耗时。另外,检索"助听器"只可能找到对听力障碍者的研究,这使得检索"听力障碍"不再重要。了解每个检索概念相关的术语和短语,有助于在整理检索思路的同时保持检索概念的结构。表 2-1 是一个检索概念和检索词的示例表。

表 2-1　"现有对听力障碍老年人使用助听器的经济学
评价有哪些?"相关检索概念和术语

检索概念	(A) hearing aid	(B) elderly people	(C) economic evaluations
检索词	hearing aid	elderly	economic evaluations
	hearing device	old age	cost effectiveness analysis
	deaf aid	elderly	cost-benefit analysis
		pensioner	cost-utility analysis
		retired	
	ear aid	over 65	
		older person	
		older people	

识别研究问题中的概念与使用 PICO 工具规划系统综述的文献检索方法相同(Lefebvre et al. , 2011)。PICO 工具描述了设计好的研究问题所需的四个要素。P 是 patient,即患者或人群;I 是 intervention,即干预;C 是 comparator,即对照;O 是 outcome,即结局(Sackett et al. , 1997)。在这一检索实例中,P 是听力障碍老年人,I 是助听器,C 未知,O 是听力改善。我们可以进一步将"经济学评价"这一研究类型的概念纳入其中。

一些检索概念可能可以使用现成的检索过滤器。检索过滤器可直接应用于检索,因而不需要制定一个特定的检索概念。检索过滤器通常是为检索某些研究类型的文献而设计的,如随机对照试验(randomized controlled trial, RCT)或观察性研究。它们可能已经经过验证,有些还发表在同行评议的论文中(InterTASC ISSG, 2015a)。情报学专家小组(Information Specialists' Sub-group, ISSG)的"检索过滤器资源"提供了更多关于检索过滤器的详细信息,以及各类研究类型过滤器的链接。2.5.2 节将提供如何使用 RCT 检索过滤器，以及如何将其纳入研究的案例。

在数据库中对每个检索概念进行检索后，可以通过组合检索找出与研究问题最相关的参考文献。图 2-1 中展示了每个检索概念的最终检索方案。第 6 行将所有助听器相关的术语组合在一起，第 12 行将所有老年人相关的术语组合在一起，第 18 行将所有经济学评价相关的术语组合在一起。第 19 行的最后组合术语，来定义数据库只检索那些在同一参考文献中存在"助听器"、"老年人"和"经济学评价"术语的参考文献。

```
          Ovid MEDLINE(R)〈从 1946 年至 2014 年 9 月第三周〉检索策略:
          ------------------------------------------------
1   Hearing Aids/(6859)
2   hearing aid*.ti,ab.(6262)
3   hearing device*.ti,ab.(282)
4   ear aid*.ti,ab.(45)
5   deaf aid*.ti,ab.(2)
6   or/1-5 (8562)  [hearing aids]

7   exp Aged/(2396918)
8   (aged or elderly or geriatric*).ti,ab.(507035)
9   ("old* person" or "old* people" or "old age*").ti,ab.(35665)
10  (pensioner* or retired).ti,ab.(4705)
11  ("over 65 y*" or "over 70 y*" or "over 80 y*").ti,ab.(6587)
12  or/7-11 [Aged] (2653674)

13  exp "Costs and Cost Analysis"/(185208)
14  economic evaluation*.ti,ab.(6249)
15  Cost effectiveness.ti,ab.(33326)
16  Cost-benefit.ti,ab.(6906)
17  Cost-utility.ti,ab.(2337)
18  or/13-17 [Economic evaluations] (200092)

19  6 and 12 and 18 (62)

Key
Exp  explode subject heading (searches additional, closely related but more
specific terms)
/  Medical Subject Heading (MeSH)
*  truncated term identifying terms with the same stem
"..."  searches for the two or more words within the quotation marks as a
phrase
.ti, ab searches title and abstract
Or/1-3 set combination  1 or 2 or 3
```

图 2-1　"现有对听力障碍老年人使用助听器的经济学评价有哪些?"的检索策略

一些数据库有选项可以对检索结果的研究类型或出版物类型进行限制。这些限制很难做到完全准确,但可以快速地将搜索限制在建模所需的证据上。PubMed 和 Ovid 数据库有一个"额外限制"(additional limits)功能,包括出版物类型、年龄(就感兴趣的人群而言)、语言。或者也可以通过 PubMed 临床查询检索(Clinical Queries)功能,该功能使用预定义的筛选器,以快速优化 PubMed 关于临床或疾病专题的搜索。以下的各检索章节将涵盖关键数据库中所有可用的相关限制项的详细信息。通常检索临床有效性研究比检索其他类型的研究更常用,因此在 2.5.3 节将介绍检索临床有效性研究的方法。

本章接下来的每个小节将描述一个检索问题、相关检索概念和建议使用的术语。

2.4　检索现有的成本效果模型

建模开始前对现有 CEM 进行针对性的文献检索,可以避免重复以前进行过的工作。对现有的 CEM 进行综述可能有助于为模型建立提供信息。这些研究可能涵盖了临床诊疗路径、相关参数和潜在的数据来源。然而,将任何数据或模型设计纳入新模型之前,应仔细检查并认真考虑。现有的模型可能解决的是不同的问题,并且需要验证这些研究的数据来源是否适合新的模型(Kaltenthaler et al.,2014)。

2.4.1　成本效果模型的检索途径

可以在期刊、卫生技术评估报告和会议摘要中找到 CEM 相关研究。需要注意的是,会议摘要可能缺乏研究者所需细节;但是,可能之后发表的同行评议过的论文会包含进一步的细节,或者可以联系会议摘要的作者,要求提供更多信息。搜索 MEDLINE 和 Embase 可能会找到大部分现有的 CEM。更多的研究可以从专业经济学数据库中寻找,如 EconLit 和 RePEc。根据研究问题,也可以使用涵盖更多特定健康主题的数据库。例如,如果建立一个精神分裂症相关的模型,最好是在心理学文摘数据库 PsycINFO 中检索现有的精神分裂症诊疗路径的 CEM。

2.4.2　检索策略、概念、检索词及组合

检索现有 CEM 的策略可能包括模型所考虑的"患者/人群"和"干预"(如2.3 节 PICO 中所述)。另一个检索概念是将检索限制在那些提及 CEM 的研

究中。例如,"现有曲妥珠单抗治疗乳腺癌的 CEM 有哪些?"这个问题包含的搜索概念是:(A)"乳腺癌",(B)"曲妥珠单抗"和(C)"CEM"。表 2-2 说明了这三个检索概念以及可能对检索有潜在帮助的检索词。

表 2-2　"现有曲妥珠单抗治疗乳腺癌的 CEM 有哪些?"问题的检索概念和检索词

检索概念	(A) breast cancer		(B) trastuzumab	(C) cost effectiveness model
检索词	breast	cancer*	trastuzumab	economic model*
		neoplasm*	herceptin	cost effectiveness model*
		tumor*		markov model*
		carcinoma*		decision model*
	mammary	adenocarcinoma*	herclon	discrete event model*
		malignan*		discrete event simulation*
				patient level simulation*
	sarcoma*			microsimulation*

*表示截断。

基于数据库记录的标题和摘要中包含的单词和短语及数据库索引项(如 MEDLINE 中的 MeSH;Embase 中的 EMTREE),对每个检索概念进行单独检索。然后将各个检索结果组合在一起以识别包括每个至少一条概念相关术语的研究。图 2-2 说明了以乳腺癌、曲妥珠单抗、CEM 为目标进行检索的检索结构。最后使用"AND"布尔运算符将三个检索概念结合起来,即 A AND B AND C。这确保了最终的结果中包含(A)乳腺癌和(B)曲妥珠单抗及(C)CEM。

Ovid MEDLINE(R) <1946 年至 2014 年 9 月第四周>检索策略:

```
------------------------------------------------
1  exp breast neoplasms/(223494)
2  (breast adj5 (neoplasm* or cancer* or tumour* or tumor* or carcinoma*
or adenocarcinoma* or malignan* or sarcoma*)).ti,ab.(215009)
3  (mammary adj5 (neoplasm* or cancer* or tumour* or tumor* or carcinoma*
or adenocarcinoma* or malignan* or sarcoma*)).ti,ab.(27024)
4  or/1-3 [Breast Cancer] (282567)
5  trastuzumab.ti,ab.(4601)
6  herceptin.ti,ab.(1384)
7  herclon.ti,ab.(0)
8  8  or/5-7 [Herceptin] (5246)
9  exp models, economic/(10465)
```

```
10  markov chain/(10270)
11  decision support techniques/(12863)
12  (econom* adj2 model*).ti,ab.(2650)
13  ("cost effectiveness" adj2 model*).ti,ab.(969)
14  (markov* adj5 model*).ti,ab.(7743)
15  (decision* adj8 model*).ti,ab.(10953)
16  (discrete event* adj8 model*).ti,ab.(308)
17  (discrete event* adj5 simulat*).ti,ab.(381)
18  (patient level adj8 simulat*).ti,ab.(38)
19  microsimulat*.ti,ab.(429)
20  or/9-19[Cost effectiveness Models](43702)
21  4 and 8 and 20 (44)


Key
Exp  explode subject heading (searches additional, closely related but more
specific terms)
/  Medical Subject Heading (MeSH)
Adj 5  terms must be within 5 words of each other
*  truncated term identifying terms with the same stem
"..."  searches for the two or more words within the quotation marks as
a phrase
.ti, ab searches title and abstract
Or/1-3 set combination 1 or 2 or 3
```

图 2-2　乳腺癌、曲妥珠单抗、CEM 的检索案例（在 Ovid MEDLINE）

2.4.3　检索过滤器、数据库限制和临床资料查询

目前还没有一个有效的 CEM 检索过滤器。在数据库中也没有对 CEM 检索相关的"限制"或临床资料查询平台。

2.5　检索临床证据

2.5.1　寻找疾病发病率、患病率及自然史的相关证据

准确预测和描述模型中特定人群中疾病的发病率及患病率需要的相关信息。疾病自然史的证据提供了疾病可能需要资源的相关信息，并指出了可替代的诊疗路径。

大量"常规数据"可以提供当前真实世界疾病的流行病学证据。表 2-3 列出了一些关键的国家和国际卫生统计资源，如在英国，卫生和社会保健信息中心（Health and Social Care Information Centre，HSCIC）[①]提供了英国医院病案统

---

① 译者注：HSCIC 现已更名为英国国家医疗服务体系数字信息部门（National Health System Digital），网站为 http://digital.nhs.uk/。

计和人口健康指标汇编。也可以从慈善机构、相关利益集团和研究中心快速获取流行病学数据。

表 2-3　部分卫生统计资源

资源	地域覆盖情况	URL
卫生数据工具和统计	国际	http://phpartners.org/health_stats.html
OECD 统计-卫生	国际	http://stats.oecd.org/
澳大利亚卫生和福利研究所	澳大利亚	http://www.aihw.gov.au/
加拿大统计局	加拿大	http://www5.statcan.gc.ca/subject-sujet/theme-theme.action?pid=2966&lang=eng&more=0&MM
欧洲共同体（European Community，EC）	欧洲地区	http://ec.europa.eu/health/indicators/echi/index_en.htm
卫生和社会保健信息中心	英国	http://www.hscic.gov.uk/
美国国家卫生统计中心	美国	http://www.cdc.gov/nchs/

也可以从书籍、期刊论文及索引数据库中寻找某一疾病的流行病学研究。纵向和观察性研究是流行病学数据的良好来源。有证据表明，仅检索两个数据库（MEDLINE 和 Embase）就足以确定模型所需的流行病学数据（Royle et al.，2005）。检索合适的特定学科数据库，如物理治疗相关数据库 PEDro（The George Institute for Global Health，2014），或非英语数据库，如 LILACs（BIREME，2015），可能会检索到特定研究问题相关的、在其他地方没有发现的研究。

对流行病学研究进行简单的、有针对性的文献检索，应包括 ① 疾病或健康状况（如听力损失）；② 流行病学（包括发病率、患病率和自然史）相关概念的检索；③ 地理区域或其他相关背景。表 2-4 显示了可用于检索英国听力损失的自然史、发病率和患病率相关研究的检索概念和术语。这个策略使用了有限的重点 MeSH 标题，并仅检索在标题（而不是摘要）中出现检索词的研究，以便将结果限制在最有可能的相关研究上。该检索没有检索 CEM 时那么详尽，因为它只需要找到少量高度相关的包含所需流行病学数据的论文。

表 2-4 "英国听力损失的自然史、发病率和患病率
是多少?"这一问题的检索概念和术语

检索概念	(A) epidemiology	(B) hearing loss	(C) UK
检索词	epidemiology		great britain
	incidence		UK
	prevalence		england
	natural history	hearing loss	ireland
			scotland
	risk factors		wales
			national health service

图 2-3 展示了检索策略。在组合(A)(第 7 行)和(B)(第 9 行)及(C)
(第 17 行)之前,需对每个检索概念进行单独检索。在 MEDLINE 中进行检索
时,流行病学的子标题可与医学主题词 MeSH 一起使用。在这个例子中,第 10
行(exp * Hearing Loss/ep)检索的是以"Hearing Loss — Epidemiology"为主题
的研究。这条搜索线本身就是(A)(流行病学)和(B)(听力损失)的组合。目
前还没有有效的检索过滤器来识别流行病学研究。

```
Ovid MEDLINE(R) <1946 年至 2014 年 9 月第三周>检索策略:
--------------------------------------------------------
1   * Epidemiology/(9324)
2   * incidence/(415)
3   * prevalence/(555)
4   * risk factors/(935)
5   * Natural History/(426)
6   (epidemiology or incidence or prevalence or "risk factor * " or "natural
histor * ").ti.(265815)
7   or/1-6 (273588)
8   exp * Hearing Loss/(42381)
9   7 and 8 (673)
10  exp * Hearing Loss/ep[Epidemiology](1561)
11  9 or 10 [Hearing Loss Epidemiology] (1922)
12  exp great britain/(308700)
13  ("united kingdom * " or uk or "U.K." or "UK." or "U.K" or britain).ti.
(30789)
14  (british or english or scottish or welsh or irish).ti.(24557)
15  (england or wales or scotland or ireland).ti.(23640)
16  (nhs or "national health service").ti.(8234)
17  or/12-16 [UK] (334141)
```

```
18   11 and 17 (73)

Key
Exp  explode subject heading (searches additional, closely related but more
specific terms)
/ Medical Subject Heading (MeSH)
 *  truncated term identifying terms with the same stem
"..."  searches for the two or more words within the quotation marks as
a phrase
.ti  searches title
Or/1-3 set combination  1 or 2 or 3
```

图 2-3　英国听力损失的发病率和患病率相关研究的检索案例

已发表的检索流行病学研究的研究报告提到,如需识别流行病学研究,可在使用卫生保健情况为主标题时,使用副标题"Epidemiology"(图 2-3 第 10 行)。此外,还可以使用特定的流行病学主题标题(见图 2-3 中的第 1~5 行)。在 MEDLINE、PubMed 和 Embase 中,"causation-aetiology"的临床查询可以作为寻找疾病危险因素的额外限制。

2.5.2　寻找健康干预方案临床有效性的证据

临床有效性证据提供了模型所需的临床产出数据,还可能包括健康干预安全性、不良事件和并发症的数据。RCT 结果、证据合成和 RCT 的系统综述被认为是评估健康干预方案临床有效性最高质量的证据。对证据合成、综述和 RCT 的文献进行检索可以发现足够的模型所需的临床有效性证据。然而,当 RCT 证据不足或 RCT 不存在时,有必要对其他研究类型进行广泛检索。另外,如果人群或条件与模型使用的不同,RCT 的数据可能不适用。其他有效性的证据来源,如观察性研究(如队列研究),对为模型提供来自"真实世界"的证据或更直接的相关信息尤为重要。对临床有效性的系统综述和 RCT 的初步检索可以通过进一步定向检索观察性研究来补充。

关于干预方案有效性和安全性的系统综述、试验和其他评价研究也可以在期刊论文、会议摘要、学位论文和其他未发表的报告中找到。仅检索MEDLINE 并不足以识别所有系统评价相关试验(Royle et al.,2005;Lefebvre et al.,2011),不应依赖 MEDLINE 来提供一套无偏的、可推广的寻找有效性研究的方法。Cochrane 合作组织推荐将 MEDLINE、Embase 和 Cochrane Library 作为最基本的数据库(Lefebvre et al.,2011)。同样,审查和传播中心①建议检

---

① 译者注:审查和传播中心(Centre for Reviews and Dissemination)是一家位于英国约克大学的卫生服务研究中心。

索 MEDLINE、Embase 之外,也要检索与研究问题相关的其他数据库(如 PsycINFO 中关于精神健康干预的证据)(Centre for Reviews and Dissemination, 2011)。综合检索 MEDLINE、Embase 和 NHSEED,可以发现 87.3% 的技术评估报告(technology appraisal reports, TARs)中使用的临床有效性研究(Royle, Waugh, 2003)。Trip 数据库和 NHS Evidence 是用户友好的门户网站,其中包括循证卫生(evidence-based health, EBH)研究和报告。许多研究也可以在 MEDLINE、Embase 和 Cochrane Library 中找到,但 Trip 和 NHS Evidence 提供了快速获取填充模型所需关键报告的途径。表 2-5 中列出了可用于寻找 RCT、系统综述和其他评价性研究的部分关键卫生数据库。在许多国家和国际上已发表和未发表文献的数据库中都可以找到试验报告(AUHE, 2015)。

表 2-5　部分包含临床有效性评估的数据库

数据库	研究类型	URL(2014 年 9 月 29 日可访问)
Cochrane Database of Systematic Reviews	系统综述	www.thecochranelibrary.com/
Database of Abstracts of Reviews of Effectiveness	系统综述	www.thecochranelibrary.com/
Health Technology Assessments	综述和证据合成	www.thecochranelibrary.com/
NHSEED	经济学评估	www.thecochranelibrary.com/
Cochrane Central Register of Controlled Trials	对照试验	www.thecochranelibrary.com/
MEDLINE/PubMed	对照试验、综述和其他评价研究	www.ncbi.nlm.nih.gov/pubmed
Embase	对照试验、综述和其他评价研究	www.elsevier.com/online-tools/Embase
NHS Evidence	对照试验、综述和其他评价研究	www.evidence.nhs.uk
McMaster Health Systems Evidence	综述和证据合成	www.mcmasterhealthforum.org/hse/
Trip Database	对照试验、综述和其他评价研究	http://www.tripdatabase.com/

　　寻找有效性证据的检索策略可能需要包括所考虑的"患者/人群"和"干预"的检索概念。可以再增加一个搜索概念,将结果限制在有效性研究上。例如,随机对照试验、系统综述和观察性研究。这一概念可以通过使用检索过滤器或数据库限制抑或为该概念制定检索策略来添加。数据库限制应用起来非

常方便,应该能检索到少量高度相关的结果,但它们会错过一些使用检索过滤器可以发现的相关研究。

如果可用证据的规模较小,那么只搜索"人群"和"干预"而无须限制研究类型。研究者可以查看更多不同质量的证据,并为其模型选择质量最好、最合适的数据。例如,"曲妥珠单抗对乳腺癌的疗效如何?"这个问题包含的检索概念是:(A)"乳腺癌",(B)"曲妥珠单抗"和(C)"有效性研究"。为了找到相关的试验,最合适的搜索组合是 A AND B AND C,以检索提到乳腺癌、曲妥珠单抗和试验的记录。如果没有试验,那么更简单的 A AND B 就可以找出所有包含乳腺癌和曲妥珠单抗的研究,研究者从中选择最合适的研究纳入模型。表 2-6 说明了可能的检索概念和建议的术语。请注意,一些数据库包含临床疗效的检索过滤器,可作为信息专家/研究者创建自己的临床疗效检索的替代方案。

表 2-6　曲妥珠单抗用于乳腺癌治疗的有效性研究相关检索概念和检索词

检索概念	(A) breast cancer		(B) trastuzumab	(C) effectiveness studies
检索词	breast	cancer*	trastuzumab	randomised controlled trial*
	mammary	neoplasm*	herceptin	placebo
		tumor*		double blind*
		carcinoma*		review*
		adenocarcinoma*	herclon	meta-analysis*
		malignan*		observational
		sarcoma*		cohort

使用经过测试的检索过滤器可以检索特定类型的研究结果,如 RCT。因此不再需要为检索 RCT 确定和测试术语集。Cochrane 手册中检索研究相关章节包括使用经过验证的 RCT 检索过滤器,该过滤器可用于 Ovid,MEDLINE 和 PubMed,可以复制和粘贴(Lefebvre et al. , 2011)。图 2-4 第 9~18 行中,Cochrane 的 RCT 过滤器(精度最大化)被用于识别曲妥珠单抗对乳腺癌的临床疗效研究(随机对照试验)。如若在检索中使用检索过滤器,需在最终报告的检索方法部分加以说明和记录。"研究类型"过滤器的集合可从 InterTASC ISSG 检索过滤器资源网页上获得(InterTASC ISSG,2015a)。这些过滤器发表

在网站上或期刊论文中。有些已经过验证,有些已经过同行评审。RCT、系统综述、观察性研究和治疗研究的过滤器可能有助于识别有效性研究。在使用过滤器之前,必须注意它是为哪个数据库设计的。由于使用的索引术语不同(MEDLINE 中的 MeSH;Embase 中的 EMTREE),为 MEDLINE 设计的检索策略在 Embase 中的检索效果会比在 MEDLINE 中差。应在不同数据库中使用合适的过滤器,或考虑到不同的索引术语对过滤器加以调整。

```
Ovid MEDLINE(R) <1946 年至 2014 年 9 月第一周>检索策略:
-------------------------------------------------
1  exp breast neoplasms/(222893)
2  (breast adj5 (neoplasm* or cancer* or tumour* or tumor* or carcinoma*
or adenocarcinoma* or malignan* or sarcoma*)).ti,ab.(214346)
3  (mammary adj5 (neoplasm* or cancer* or tumour* or tumor* or carcinoma*
or adenocarcinoma* or malignan* or sarcoma*)).ti,ab.(26991)
4  or/1-3 [Breast Cancer] (281799)
5  trastuzumab.ti,ab.(4569)
6  herceptin.ti,ab.(1377)
7  herclon.ti,ab.(0)
8  or/5-7 [Trastuzumab] (5209)
9  randomized controlled trial.pt.(387973)
10  controlled clinical trial.pt.(89778)
11  randomized.ab.(283989)
12  placebo.ab.(150625)
13  clinical trials as topic/(173007)
14  randomly.ab.(200735)
15  trial.ti.(123439)
16  9 or 10 or 11 or 12 or 13 or 14 or 15 (885427)
17  exp animals/not humans/.(4009223)
18  16 not 17 [Cochrane RCT filter-precision maximising] (813525)
19  4 and 8 and 18 (835)

Key
Exp  explode subject heading (searches additional, closely related but more
specific terms)
/ Medical Subject Heading (MeSH)
Adj 5  terms must be within 5 words of each other
*  truncated term identifying terms with the same stem
"..."  searches for the two or more words within the quotation marks as
a phrase
.ti,ab searches title and abstract
.ti  searches title
.ab  searches abstract
.pt  searches publication type Or/1-3 set combination 1 or 2 or 3
```

图 2-4 使用 Cochrane 的 RCT 过滤器搜索曲妥珠单抗治疗乳腺癌的临床效果(精度最大化)

2.5.3 数据库限制和临床查询

Ovid 数据库有"Additional Limits"的功能,可以将论文类型限制在"randomized controlled trial",以及对"reviews"和"therapy"研究的临床资料查询。这些可以用来识别 Ovid MEDLINE 中的有效性研究。第10行和第11行是临床资料查询,而第12行是图2-5中的论文类型限制。在 PubMed 中也有类似的查询。EBSCOhost 数据库(如 CINAHL)也有数据库限制选项。NHS Evidence 有"信息类型"的过滤器,可以用来将搜索限制在有效性研究上。"primary research"和"health technology assessments"可以识别有效性研究。

```
Ovid MEDLINE(R) <1946 年至 2014 年 9 月第一周> 检索策略:
--------------------------------------------------------
1   exp breast neoplasms/(222893)
2   (breast adj5 (neoplasm* or cancer* or tumour* or tumor* or carcinoma*
or adenocarcinoma* or malignan* or sarcoma*)).ti,ab.(214346)
3   (mammary adj5 (neoplasm* or cancer* or tumour* or tumor* or carcinoma*
or adenocarcinoma* or malignan* or sarcoma*)).ti,ab.(26991)
4   or/1-3 [Breast Cancer] (281799)
5   trastuzumab.ti,ab.(4569)
6   herceptin.ti,ab.(1377)
7   herclon.ti,ab.(0)
8   or/5-7 [Trastuzumab] (5209)
9        4 and 8 (4162)
10   limit 9 to "reviews (maximizes specificity)" (90)
11   limit 9 to "therapy (maximizes specificity)" (184)
12   limit 9 to randomized controlled trial (182)

Key
Exp   explode subject heading (searches additional, closely related but more
specific terms)
/   Medical Subject Heading (MeSH)
Adj 5   terms must be within 5 words of each other
*   truncated term identifying terms with the same stem
.ti, ab searches title and abstract
Or/1-3 set combination   1 or 2 or 3
```

图2-5　使用 Ovid"Additional Limits — Clinical Queries"
搜索曲妥珠单抗治疗乳腺癌的临床效果

CEM 的不良事件包括健康干预的副作用、并发症、治疗失败和安全问题。如果没有不良事件成本、发生率和后果相关的数据,成本效果的估计可能会存在偏差(Heather et al., 2014)。不良事件可能会在临床结局相关试验和系统综述中报告。此外,随访研究更可能在足够长的时间段内收集不良事件数据。

表 2-5 和 2.5.2 节中介绍的可提供临床有效性的资源也适用于不良事件。对最近不良反应的文献检索方法的评估表明,使用不良反应检索过滤器和术语检索 MEDLINE 与 Embase 可以检索到大多数研究(Golder et al., 2014)。其他重要来源包括行业提交的资料、参考文献列表和(针对药物安全)数据库,如 TOXLINE 和 Derwent 药物索引(Golder and Loke, 2012b)。特定主题的数据库也可以作为健康干预不良反应的信息来源。

由于表示不良事件的术语和同义词种类繁多,可能无法制定有效的检索策略来识别不良事件。这些术语可以是通用的,如不良反应、并发症、危害、风险、安全性、副作用和毒性,也可以是具体不良反应,如皮疹、疼痛和恶心。因此,在进行不良事件检索时,最好向图书馆学或情报学专家寻求建议。

不良事件检索应包括干预方案的检索概念,且可以纳入患者/人群检索概念(如果这适用于该模型)。还应增加一个检索概念,将检索范围限制在提及不良事件的研究上。如果使用 MEDLINE 中的 MeSH,可以使用不良事件子标题将搜索限制在与干预方案相关的不良事件研究中(Golder and Loke, 2012a)。例如,使用 MeSH "Hearing Aids/ae [Adverse Effects]"可以检索到关于使用助听器带来的并发症和不良事件的研究。其他选择包括使用不良反应检索过滤器[通过 ISSG 检索过滤器资源(InterTASC ISSG, 2015b)可获得几种],使用不良反应小标题或使用适合研究问题的不良事件术语制定检索策略。NHS Evidence 有一个过滤器,可将结果限制在"药物处方和安全"研究中。

2.6 寻找与 HRQoL 和健康状态偏好的证据

第 1 章(1.3.3 节)描述了 CUA 是如何用"健康年"来衡量效用的。健康年是由一个基于效用的多维度测量(效用是一种偏好的测量),将获得的生命年与对这些生命年的质量的一些判断相结合的方法。在寻找与健康相关生命质量(health-related quality of life, HRQoL)的证据时,有一些常用的基于偏好的测量方法,如 EQ-5D(EuroQoL Group, 1990)、SF-6D(Brazier et al., 2002)、HUI2 和 HUI3(Feeny et al., 2002),可以适用于不同疾病领域。此外,还开发了针对特定疾病的效用评估方法,目的是对疾病的影响进行更准确的评估,并对干预方案的获益进行更敏感的测量。例如,已经开发了针对压疮(Czoski-Murray et al., 2014)和失禁(Brazier et al., 2008)的评估方法。在建立 CEM 时,研究者总是需要找到 HRQoL 的相关证据。然而,在某些情况下,可能没有基于偏好的证据,或者可用的证据不适用于模型。在这些情况下,研究者可以更广泛地寻找非基于偏好的测量工具。例如,Fairburn 等在研究对高手术风险的严重主动脉瓣狭窄患者进行经导管主动脉瓣植入术与主动脉瓣置换术的 CEM 中,使用了纽约心脏协会(New York Heart Association,NYHA)的等级转换,每个等级都有一个平均 EQ-5D 效用值(Fairbairn et al.,2013)[①]。

2.6.1 HRQoL 和健康状态偏好的证据来源

健康效用、健康状态偏好、价值和 HRQoL 数据可以在期刊文章中找到,也可以通过测量和偏好登记相关数据库找到。资料来源包括一般健康数据库、专业数据库和特定测量工具网站。表 2-7 提供了一个资料来源的简要清单,更全面的清单可从卫生技术评估信息资源的电子文本中获得(Paisley et al.,2005)。也可以搜索特定主题的数据库,以获得适当的健康效用数据。

表 2-7 健康效用、HRQoL 和健康状态偏好资料的部分来源

资料来源	类型	URL(2014 年 10 月 2 日可访问)
ScHARRHUD	健康状态效用值的研究	www.scharrhud.org
PROQOLID	患者报告结局和生活质量工具	http://www.proqolid.org/
MEDLINE	一般健康数据库,覆盖较多北美期刊	www.ncbi.nlm.nih.gov/pubmed
Embase	一般健康数据库,覆盖较多欧洲期刊	www.elsevier.com/online-tools/Embase
NHSEED	经济评估,集中于英国	www.crd.york.ac.uk/CRDWeb/
RePEc	已发表的经济学论文和工作论文	http://repec.org/
CEA Registry	成本效果研究	https://research.tufts-nemc.org/cear4/
EQ-5D	测量工具网站	http://www.euroqol.org/
SF-36	测量工具网站	http://www.sf-36.org/

2.6.2 检索策略、概念、术语及组合

干预和患者/人群可能生成两个检索概念(类似于临床有效性、流行病学

---

① 译者注:健康效用的相关研究在本书中没有具体描述。除了使用文献证据外,也可以使用直接测量或间接测量从患者或主要照顾者处收集,除此以外的新方法还包括映射法及情境法(vignette approach)等。

和现有模型检索)。还需要一个概念来将检索限制在 HRQoL 或健康状态偏好研究。可以使用 HRQoL 测量和健康状态偏好的通用和(或)特定术语。术语的选择会大大影响检索结果的数量和检索的特异性。表 2-8 列出了这一检索概念下术语的例子。这些术语是由卫生经济学家提出,是通过对《卫生技术评估信息资源》(Paisley et al.,2005)的电子文本中的一些备选项进行文本分析确定的。这绝不是一个完整的清单,还有许多更具体和通用的工具术语可以酌情纳入检索。

例如,检索提到使用曲妥珠单抗的乳腺癌患者 HRQoL 或健康状态偏好的研究,可以用"AND"来组合检索概念,即(A)乳腺癌 AND（B)曲妥珠单抗 AND（C) HRQoL 或健康状态偏好。这种组合在图 2-6 第 29 行中说明。下面的搜索行(30)表明将检索限制在特定 HRQoL 或健康状态偏好评估方法上是如何减少检索的记录数的。仅在特定 HRQoL 或健康状态偏好评估方法的检索中发现了 2 条记录,而包括通用 HRQoL 或健康状态偏好评估方法术语的搜索行(29)识别出的记录要多得多(142 条)。

表 2-8　乳腺癌患者使用曲妥珠单抗的 HRQoL 和健康状态偏好的检索概念和检索词

检索概念	（A) breast cancer		（B) trastuzumab	（C) HRQoL/health state preferences
检索词	breast	cancer*	trastuzumab	health utilities
	mammary	neoplasm*	herceptin	health-related quality of life
		tumor*		preference weights
		carcinoma*		preference scores
		adenocarcinoma*		health status
		malignan*		instrument scores
			herclon	questionnaire
				QALY
				HUI
		sarcoma*		EQ-5D
				QWB
				SF-36

Ovid MEDLINE(R) <1946 年至 2014 年 9 月的第四周> 检索策略:

1　exp breast neoplasms/(223494)

2　(breast adj5 (neoplasm* or cancer* or tumour* or tumor* or carcinoma* or adenocarcinoma* or malignan* or sarcoma*)).ti,ab.(215009)

3　(mammary adj5 (neoplasm* or cancer* or tumour* or tumor* or carcinoma* or adenocarcinoma* or malignan* or sarcoma*)).ti,ab.(27024)

4　or/1-3 [Breast Cancer] (282567)

5　trastuzumab.ti,ab.(4601)

6　herceptin.ti,ab.(1384)

7　herclon.ti,ab.(0)

8　or/5-7 [Herceptin] (5246)

9　Cost-Benefit Analysis/(61689)

10　health status indicators/(20462)

11　"Quality of Life"/(122361)

12　Health status/(61194)

13　questionnaire/(312051)

14　cross-sectional studies/(185868)

15　("Health related quality of life" or HRQoL or h qol or HRQoL or hr qol or pqol or qls).ti,ab. (21759)

16　quality adjusted life years/(7352)

17　("quality adjusted life" or qaly or qalys or qald or qale or qtime).ti,ab.(7100)

18　(utility* adj5 (health* or score* or weight*)).ti,ab.(3252)

19　(preference* adj5 (health* or score* or weight*)).ti,ab.(3490)

20　(instrument* adj5 (health* or score* or weight*)).ti,ab.(6516)

21　(HYE or HYES or "health* year* equivalent*").ti,ab.(63)

22　health state.ti,ab.(2488)

23　or/9-22 [Generic Terms] (660974)

24　(hui1 or hui2 or hui3).ti,ab.(277)

25　("quality of wellbeing" or "quality of well being" or qwb).ti,ab.(364)

26　(eq-5d or eq5d or euroquol*).ti,ab.(2959)

27　or/24-26 [Specific Measures] (3480)

28　23 or 27 (661184)

29　4 and 8 and 28 [Generic or Specific Health Utilites in Breast Cancer Herceptin Studies] (142)

30　4 and 8 and 27 [Specific-only Health Utilites in Breast Cancer Herceptin Studies] (2)

Key

Exp　explode subject heading (searches additional, closely related but more specific terms)

/ Medical Subject Heading (MeSH)

Adj 5　terms must be within 5 words of each other

*　truncated term identifying terms with the same stem

.ti,ab searches title and abstract

Or/1-3 set combination 1 or 2 or 3

图 2-6　曲妥珠单抗和乳腺癌研究中 HRQoL 和健康状态偏好

2.6.3 检索过滤器、数据库限制和临床资料查询

目前还没有有效的健康效用检索过滤器。但是，ISSG 检索过滤器资源中的生活质量研究部分提供了关于如何检索 HRQoL 研究（Paisley et al.，2005）、结果研究（Brettle et al.，1998）和测量工具属性（Terwee et al.，2009）的指南。数据库中没有现成的"临床资料查询"或其他可以快速将检索限制在 HRQoL 或健康状态偏好研究上的选项。

2.7 寻找资源使用和成本相关的证据

对于任何经济学评估来说，确定资源使用并为资源确定每一单位的价格都尤为重要。本书在第 3 章和第 7 章将详细讨论成本问题。但从本质上讲，决定应包括的资源取决于评估的角度；这又由所提出的问题和分析的目的决定。成本可能包括卫生保健系统的成本、总体经济成本，甚至包括根据特定决策者的要求而制定的成本。对建立 CEM 的研究者来说，应该对资源使用和成本有关的证据严格审查。研究者应考虑不同环境下资源使用和成本的通用性[①]，以及使用汇率转换作为根据其他环境的数据估计本国成本这一手段的缺陷。卫生系统和专业机构的临床指南是资源使用建议的来源，尽管它们通常不包括资源使用相关的成本数据。一条经验：使用以前发表的文献中的成本数据可能普遍存在问题，但是如果这就是我们所拥有的一切，那么它总比没有好。

由于成本不可避免与医疗机构有关，评估单一支付方的医疗系统往往比评估多支付方的医疗系统要容易。因此，在英国进行的经济学评价可以参考英国国家医疗服务体系的参考成本（UK Department of Health，2013），包括以医院为基础的成本，以及个人社会服务研究单位的健康和社会护理单位成本（PSSRU，2014）。相比之下，在北美进行的经济学评价需要借鉴公共、私营和非营利部门的数据。例如，在美国，成本中的医生费用部分可以从 Medicare 获得（CMS，2014）；然而，医院、测试和药品成本通常需要单独获取，并经常因提供者和实际上的支付者不同而不同（Robinson，2011）。在美国，Medicare 提供越来越详细的信息，以说明他们为支持各种服务所产生的费用（CMS，2012）。

---

① 译者注：关于通用性在本书第 4 章有详细展示，此处的通用性简要来说即模型中资源使用和成本参数在其他情境下是否准确。

在加拿大,加拿大医学信息情报研究所(Canadian Institute for Health Information,CIHI)制作了一个成本计算工具,称为"患者成本估算器",根据特定年龄组的病例组合系统,提供各省医院的成本(CIHI,2014)。

2.7.1　如何获取资源使用和成本数据

资源使用和成本数据可从国家参考成本和卫生保健使用数据库中获得。文献检索也可以发现包含相关成本数据的经济学评价和成本研究。表 2-9 提供了一份包含部分数据来源和研究数据库的清单。

2.7.2　检索策略、概念、术语及组合

第一步是从参考来源中确定成本,如英国国家医疗服务体系的转诊成本。如果不能找到足够的成本数据,那么可以对可能包含相关成本数据的经济学评价进行检索。检索策略通常包括三个或四个概念:首先是需要研究的干预的成本,其次是使用该资源的患者/人群。如果需要检索普通数据库,还可以增加一个经济学评价或成本研究的检索概念。图 2-1 是一个在 MEDLINE 中对经济学评价进行定向检索的例子。其使用了有限的检索词来识别经济学评价术语。也可以使用其他的检索过滤器和临床查询代替图 2-1 中建议的术语进行更敏感的检索。

2.7.3　检索过滤器、数据库限制和临床资料查询

已经开发了一些检索过滤器来识别经济学评价。没有单一的推荐过滤器;然而,英国国家医疗服务体系审查和传播中心经济学评价数据库搜索策略(Centre for Reviews and Dissemination,2014)经常被用作对经济学评价检索较为敏感的工具。Wilczynski 等(2004)开发的三个成本和三个经济学检索过滤器可作为 MEDLINE、PubMed 和 Embase 中的"临床资料查询"。这些过滤器可以被添加到现有的检索策略中,以便将检索结果限制在成本或经济学研究中。

2.8　跟踪和报告检索活动

报告 CEM 时应记录用于确定模型数据的方法和选择特定数据的理由。需对所使用数据的来源、检索策略和其他用于确定数据的方法进行详细说明,使读者能够判断信息的有效性和相关性。质量低的报告,如研究中存在不明

确、不完整或误导性的信息,会导致决策失误和高昂代价(Husereau et al.,2013)。综合卫生经济评价报告标准(Consolidated Health Economic Evaluation Reporting Standard, CHEERS)声明提供了一份关于如何撰写经济学评价检查表的指导①。第13b项建议,要求基于模型的经济学评价至少应报告"用于估计模型健康状态相关资源使用的方法和数据来源、用于评估每个资源项目单位成本的主要或次要研究方法、为近似机会成本所做的任何调整"等信息(Husereau et al.,2013)。

在整个模型建立过程中记录检索活动有助于整理所需信息,以准确描述模型中使用的检索方法和数据来源。这项任务十分艰巨,因为可能会需要多次检索并参考许多不同的资源。为情报学专家和研究者建立一个联合的记录检索活动的日志,有助于跟踪模型开发过程中的所有检索活动。表2-10提供了一个检索活动日志的例子,记录了信息源的全部细节、检索(或请求)的日期、检索目的和在模型中的使用、检索结果以及检索活动中重要问题的注释。将已经(或正在)制定的检索策略保存在文档和数据库中是一个很好的做法。以便在以后重新运行或编辑检索,并提供一个确切地使用了哪些术语的记录。一些报告(如卫生技术评估)要求提供所使用的检索策略的副本。将最新的检索活动日志、使用的所有检索策略的副本及直接从数据库以外的来源获取数据的相关文件结合起来,就可以对检索方法和数据来源进行全面和透明的说明。

表2-9　成本、效用、有效性和安全性资料的部分来源

资料来源	类型	URL (2014年2月10日可访问)
BNF Drug Prices	英国国家处方集提供了在英国国家医疗服务体系中许可使用的药物的剂量、费用和安全信息	https://www.medicinescomplete.com/mc/bnf/current/
Canadian Institute for Health Information	加拿大医院的成本数据	http://www.cihi.ca/CIHI-ext-portal/internet/en/documentfull/ spending + and + health+workforce/spending/pce_application
Centre for Medicare and Medicaid	美国医疗机构的成本数据	http://www.cms.gov/Research-Statistics-Data-and-Systems/Statistics-Trends-and-Reports/Medicare-Provider-Charge-Data/index.html

---

① 译者注: 此声明2022年进行了更新,详见 https://bmcmedicine.biomedcentral.com/articles/10.1186/s12916-021-02204-0。

续表

资料来源	类型	URL（2014 年 2 月 10 日可访问）
ClinicalTrials. gov	临床研究的注册和结果数据库	https://clinicaltrials. gov
Cost effectiveness Registry	已发表 CEA 的注释数据库	https://research. tufts-nemc. org/cear4/SearchingtheCEARegistry/SearchtheCEARegistry. aspx
Embase	—	www. elsevier. com/online-tools/Embase
Expert opinion	—	—
Health Technology Assessments	—	www. crd. york. ac. uk/CRDWeb/
MEDLINE	—	www. ncbi. nlm. nih. gov/pubmed
NHS reference costs	英国国家医疗服务系统基金会疾病诊断相关分组成本摘要	https://www. gov. uk/government/collections/nhs-reference-costs
NHS tariff payment system	英国国家医疗服务系统向国家医疗服务系统基金会支付的费用	https://www. gov. uk/government/publications/national-tariff-payment-system-2014-to-2015
NHSEED	—	www. crd. york. ac. uk/CRDWeb/
PSSRU unit costs of health and social care	英国社会和英国国家医疗服务系统社区护理服务自下而上的单位成本估算	http://www. pssru. ac. uk/project-pages/unit-costs/
Registry data	—	https://patientregistry. ahrq. gov
Technology manufacturers		

表 2-10　检索活动日志

资料来源	检索日期	目的/模型中用途	检索结果	备注
Ovid MEDLINE（R）＜1946 年至 2014 年 9 月第一周＞	2014. 09. 10	检索临床有效性数据的 RCT	147 条	不受日期或语言限制
Ovid MEDLINE（R）＜1946 年至 2014 年 9 月第一周＞	2014. 09. 13	健康效用	56 条	—
英国国家医疗服务体系经济学评价数据库（Wiley）	2014. 08. 05	确定现有模型以帮助模型设计	35 条	
OECD 卫生统计（http://stats. oecd. org/）	2014. 10. 20	疾病发病率和患病率数字	1 条报道	选择这份报告是因为它包含了比其他报告更多的最新数据

资料来源	检索日期	目的/模型中用途	检索结果	备注
个人社会服务研究单位健康和社会服务成本（http://www.pssru.ac.uk/project-pages/unit-costs/）	2014.10.27	资源成本	—	
联系厂商	2014.10.27	资源使用	等待回复	通过电子邮件向专家索取进一步的数据

2.9　质量评估工具

标准的证据等级往往不能直接用于评估成本效用模型中使用证据的质量。总原则是应当使用最好的可用证据；然而，评估什么是为决策提供信息的最佳证据涉及平衡证据质量及证据与决策问题的相关性。是拥有错误参数的完美证据好，还是拥有正确参数的不完美证据好？理想情况下，我们当然希望有正确参数的完美证据，但这种情况极其稀少。CEM 中使用的证据的质量评估通常需要结合标准化的工具，如 GRADE（GRADE，2014）、QUADAS－2（Whiting et al.，2011）和 CHARMS（Moons et al.，2014），以支持对是否使用最高质量的相关证据的判断（Caro et al.，2012）。因此，促进 CEM 质量改进的重点是透明地报告识别模型中使用证据的过程，以及在有其他选择时选择特定证据的理由（Husereau et al.，2013）。

2.10　小结

（1）CEM 中使用的证据有许多来源，包括证据综合、专家判断、观察性研究、随机对照试验、其他临床研究、参考资料和常规数据。

（2）检索的两个关键数据库是 MEDLINE 和 Embase。

（3）有一些标准的方法来进行文献检索，需要确定与研究问题相关的研究中出现的词、短语和索引词（数据库主题词）。然后使用布尔逻辑符号将检索结果结合起来，产生与问题相关的最终参考文献记录。

（4）在建模过程开始时进行针对性的文献检索，以确定现有的 CEM，有助于避免重复以前的工作。

（5）需要临床证据或信息来准确预测模型中特定人群的发病率及描述疾

病的流行情况。疾病自然史的证据提供了需要哪些卫生资源的证据,并可以指出可替代的诊疗路径。

(6)HRQoL 的证据可以采取基于偏好的通用测量方法,如 EQ‐5D、SF‐6D、HUI2 和 HUI3 或特定条件下的效用测量。

(7)与资源使用和成本有关的证据应该被仔细审查。研究者应考虑不同环境下资源使用和成本的普遍性,以及使用汇率转换作为根据其他环境数据估计本国成本的手段的不足。

(8)应记录用于识别数据的方法和选择特定数据的理由。对于确定数据的来源、搜索策略和其他方法应进行详细透明的说明,使读者能够判断信息的准确性和相关性。

第 2 章参考文献

第 3 章

建立决策树成本效果模型

决策分析模型是成本效果分析的工具,可以使用多种建模方法建立,包括决策树和马尔可夫模型。建模方法和模型的选择取决于许多因素。例如,健康相关事件发生间隔较短且不重复时,健康相关事件快速发生或根本不发生时,以及治疗效果可以快速显现时,决策树是最佳方法。本章将指导如何选择不同模型,并聚焦于如何建立决策树来进行成本效果分析。

3.1　引言

决策分析模型(以下简称"决策模型")是 CEA 的工具(Saramago et al.，2012)。正如第 2 章所强调的那样,虽然可以在单一 RCT 的背景下进行 CEA,但仅使用单一的临床试验会使分析局限在特定的试验人群、干预方案以及随访时间中(NICE，2013)。相比之下,使用决策模型确保研究者能根据研究问题进行分析,并可以使用多个数据源回答基于单一临床试验分析无法回答的资源分配问题。

本章介绍了如何使用决策树建立成本效果模型。本章具体结构如下：3.2节对决策模型进行定义,并讨论决策模型何时适用于 CEA,以及影响模型选择(决策树或马尔可夫模型)的因素。3.3 节介绍决策树的关键要素。并通过一个案例,展示如何构建和填充模型,以及如何解释结果。3.4 节讨论了建模可能需要考虑的潜在成本和产出及模型的复杂程度。在前几节介绍完如何构建一个简单的决策树模型之后,3.5 节提供了独立建立决策树模型的练习题。最后在 3.6 节中对要点进行总结。

3.2　什么是决策模型?

医疗卫生领域普遍使用 CEA 和更广义的经济学评价,为资源分配决策提供信息。这类方法能够为提供什么医疗服务、为谁提供、何时提供服务这些问题的决策提供信息,进而使得决策者可以对提供一种治疗、方案或技术是否物有所值做出判断。成本效果模型确保了在一个共同框架中系统评估成本和产出、展现不确定性以及对不同干预方案进行比较。更准确地说,决策模型可以被定义为一种在不确定的情况下用于决策的系统性的方法,可明确指出每个可能事件的概率以及这些事件所带来的结果(Kielhorn and von der Schulenburg，2000)。

具体而言,模型框架的系统性体现在分析过程中需要将所有产出纳入一个共同的框架内进行考量;并且因为我们不知道实际会发生什么,模型框架需要将不确定性也纳入考量,除此之外还需将替代方案的结果同步纳入考量(增量分析)。决策模型框架通过相互比较不同执行方案来为资源分配相关的决策问题提供信息。在 CEA 中选择使用何种建模方法需要考虑很多因素。下面的方框说明了适合使用决策模型的情况(方框 3-1)。

方框 3-1 何时适合使用决策模型(NICE, 2013)

- 单一试验未包含所需所有相关证据。
- 参与试验的患者与可能使用该技术的典型患者的特征不一致。
- 试验中使用的是中间产出指标,而不是对健康相关生命质量和生存的影响。
- 未使用相关对照,或者试验没有包括亚组的相关证据。
- 临床试验设计包括了临床实践中不会发生的交叉治疗[治疗转换(treatment switching)]。
- 试验的随访期不足以评估成本和获益。

在缺乏相关或合适 RCT 的情况下,经常需要使用决策模型。使用决策模型可能仅仅是因为尚未有解决研究问题相关的 RCT,但正如方框 3-1 所示,也可能是因为其他因素。例如,RCT 的设计是为了回答一个特定的问题,而这个问题可能并不能反映现实生活中的情况,因为严格的试验纳入标准可能意味着纳入的患者群体无法代表现实情况[①]。RCT 必然存在时间限制,因此可能无法记录潜在的重要长期结局。此外,在当前情境中,相应干预方案可能无法与相关或可靠的替代方案进行比较。如果存在方框 3-1 中的一个或多个条目所描述的现象,那么在 CEA 中选择使用决策模型较为合适。

虽然 RCT 可能并不能反映真实的临床实践,但使用决策模型也存在一个矛盾:虽然决策模型本身应该反映现实,但现实生活的复杂性与模型构建和计算时需要保持的简洁性、实用性及可理解性存在矛盾。我们将在本章后续讨论这个问题。

在确定使用决策模型进行 CEA 之后,我们用什么标准来选择模型类型?目前有许多不同类型的决策分析模型,如离散事件模拟模型(discrete events simulation model)等,本书将重点关注决策树和马尔可夫模型。选择决策树或是马尔可夫模型的标准相对明确。决策树在以下情况下更合适:健康相关事件发生时间相近且不重复;健康相关事件快速发生或根本不发生,以及

---

① 疗效(efficacy)和效果(effectiveness)的概念尽管只有微小差别,但仍需要区分。干预的疗效是指在受控的研究条件下其有效程度。效果是指一项干预方案在常规临床实践中产生的影响整体健康效益的程度(NICE, 2013)。

很快能观察到治疗效果。马尔可夫模型在以下情况下使用更合适：健康相关事件随着时间的推移重复发生或对健康有较长期的影响；随着时间推移存在大量的潜在健康影响；不同健康事件的风险不取决于患者的既往史。鉴于这些标准，为决定哪种类型模型最合适，必须了解决策模型和诊疗路径所涉及疾病的自然史。这意味着要考虑健康相关事件是否随时间发生？事件发生的风险是否随时间变化？干预方案是否在一段时间内同样有效？一旦停止治疗，最初的健康变化是否会持续？还有，不同健康相关事件发生的风险是否取决于患者的既往史？自然史和诊疗路径的信息来源包括现有的研究证据、临床指南和专家意见。第 2 章详细地讨论了证据来源和如何检索这些证据。

一旦理清需要研究疾病的自然史和诊疗路径，并决定了最适合的模型种类，就可以开始建模。

3.3 决策树的关键要素

构建决策树的第一步，实际上也是任何决策模型的第一步，就是明确决策问题。需要仔细思考期望解决的问题，以及如何构建问题。这一步尤为重要，决策问题将为建立决策树的所有后续步骤，包括决策树结果及结果解释提供信息。决策问题应该包括至少两个干预方案和至少一个结局，以作为未来提出建议的基础。决策问题通常也应指明受影响的群体①。

例如：考虑两种不同类型的髋关节置换手术对年轻关节炎患者的价值：方案一为全髋关节置换术，即替换整个关节；方案二为髋关节表面置换术，即替换部分关节，形成一个光滑的表面，使髋关节功能恢复正常。要想知道哪种类型的手术使患者获得更好的恢复，可以提出以下需要解决的问题。

对年轻的髋关节炎患者进行手术，全髋关节置换术和髋关节表面置换术哪种方法恢复更好？

在这种情况下，两个选择是全髋关节置换术和髋关节表面置换术，产出是哪项手术术后恢复更好，受影响的群体是年轻患者。

现在我们可以开始建立决策树。决策树从左侧的一个点开始从左到右阅读。我们从一个决定或选择开始，这在决策树中由一个决策节点■表示。顾

---

① 译者注：按照 PICO 原则建立研究问题，P 代表人群、I 代表干预方案、C 代表对照干预方案、O 代表结局。

名思义,决策节点表示开始做出决定的地方,决策树上从该节点发出的线条或分支表示这一点上的选择。图 3-1 显示了决策树的起点;决策节点右侧的分支显示了决策问题的两个选项,即全髋关节置换术和髋关节表面置换术。这个例子只有两个选项,但在其他问题中,可能会出现更多选项。

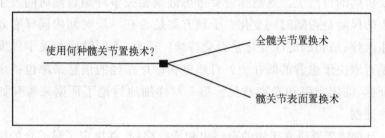

图 3-1 决策树: 起点

在确定了选项之后,我们可以在此基础上使用一个机会节点,通过●表示。机会节点定义风险,并指出风险相关结局。在这个例子中,我们已经确定了两种手术方案。手术的两种可能结局是: 患者在手术过程中死亡(围手术期死亡)或存活。这些都可以被添加到决策树中。如图 3-2 所示。

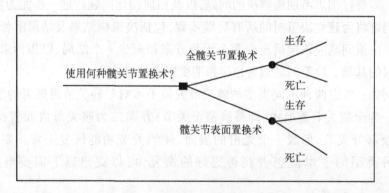

图 3-2 决策树: 添加机会节点

现在已经添加了存活和死亡两种情况;接下来需要考虑每种情况发生的可能性;这被称为转移概率——转移进入生存分支或死亡分支的概率。每个机会节点所有分支的概率总和必须为 1。在这个例子中,我们假设概率如下。接受全髋关节置换术的患者手术存活率是 99%,死亡率是 1%。接受髋关节表面置换术的患者,存活率为 98.5%,死亡率为 1.5%。这些都显示在图 3-3 中。

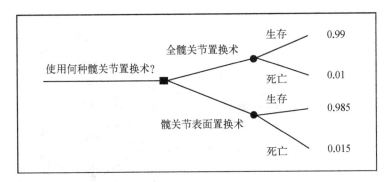

图 3-3　决策树：添加概率

虽然图 3-3 展示了每一类手术的生存率和死亡率,但现在模型并不完整,因为它还没有回答我们的问题。请记住,我们想知道哪种手术方式术后恢复更好。目前已经知道存活率,但还不知道患者术后恢复情况。现在可以增加这一点。对于那些存活下来的患者,添加另一个机会节点——表示患者在手术后存活后功能良好或功能不佳的概率。在这种情况下,我们假设功能指活动能力,良好的功能意味着活动能力没有受损,而不良的功能意味着活动能力受损,如爬楼梯困难。我们还可以在图中添加最终节点。最终节点用于不存在任何风险情况,用◀表示。最终节点表示已经观察到了不同选项的结局,包括但不限于患者死亡。在本例中,我们加入了功能良好和功能不佳两种情况,所以已经包括了需回答问题的结局,即术后恢复良好的可能性。

每个最终节点都定义了产出,包括医疗成本和(或)健康状态的价值。例如,医疗费用可能包括手术、药物和康复的费用。健康产出可能是对生命质量或 QALY 的评估。通常有不止一种产出(成本和健康产出)。然而,在这个简单的例子中,我们假设仅存在单一产出(健康产出)。功能良好的健康产出为1,功能不佳或死亡的健康产出为 0。图 3-4 为存活添加了包含功能良好和功能不佳两种情况的一个机会节点;为死亡、功能良好和功能不佳的情况增加最终节点。此外,还为每个最终节点增加了相应健康产出。

现在有了决策树结构、转移概率和健康产出,就可以计算全髋关节置换术和髋关节表面置换术后恢复良好的可能性,即每个选项的期望健康产出,也就是到达每个最终节点的无条件概率加权后的值。

这一案例中,我们可以遵循从原始决策节点(全髋关节置换术或髋关节表面置换术)到每个最终节点的路径。首先考虑全髋关节置换术分支。对于接

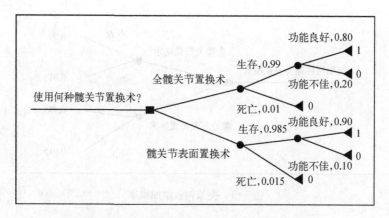

图 3-4　决策树：添加最终节点和健康产出

受全髋关节置换术的患者,有三种不同健康产出的可能性:术后功能良好、术后功能不佳和死亡。可以按以下方式计算每一种结果的可能性。

$$患者术后功能良好的概率=Pr(生存)\times Pr(功能良好)$$
$$=0.99\times0.80=0.7920$$

$$患者术后功能不佳的概率=Pr(生存)\times Pr(功能不佳)$$
$$=0.99\times0.20=0.1980$$

$$患者围手术期死亡的概率=Pr(围手术期死亡)=0.01$$

计算出各个路径的概率后可以根据各个节点的概率计算出预期的健康产出:

$$患者术后功能良好=Pr(生存)\times Pr(功能良好)\times结果$$
$$=0.7920\times1=0.7920$$

$$患者术后功能不佳=Pr(生存)\times Pr(功能不佳)\times结果$$
$$=0.1980\times0.00=0.00$$

$$患者围手术期死亡=Pr(围手术期死亡)\times结果=0.01\times0.00=0.00$$

全髋关节置换术的预期健康产出是三种途径的结果之和,即 0.792 0 (0.792 0+0+0)。现在可以用同样的方法计算接受髋关节表面置换术患者的预期健康产出,即$(0.985\times0.9\times1)+(0.985\times0.10\times0)+(0.015\times0)\times0.886 5$。图 3-5 展现了健康产出及计算过程的每一步。

计算了每种手术方案的预期健康产出之后,可以回答最初问题:在年轻

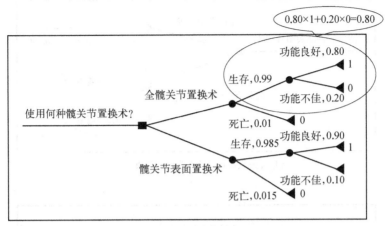

(a) 患者全髋关节置换术后存活的预期健康产出

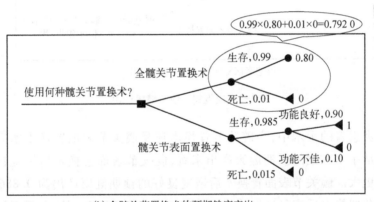

(b) 全髋关节置换术的预期健康产出

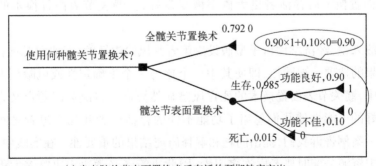

(c) 患者髋关节表面置换术后存活的预期健康产出

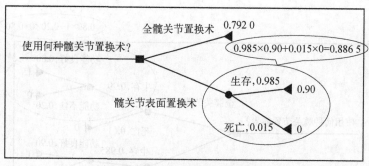

(d) 髋关节表面置换术的预期健康产出

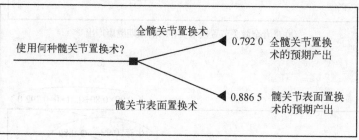

(e) 患者恢复良好的预期健康产出

图 3-5　决策树：预期健康产出

髋关节炎患者的手术中,全髋关节置换术还是髋关节表面置换术术后恢复更好? 从手术方案的预期健康产出来看,髋关节表面置换术后恢复良好的可能性更大。髋关节表面置换术后恢复良好的预期健康产出为 0.886 5,而全髋关节置换术后恢复良好的预期健康产出为 0.792 0。然而,需要注意的是,在这个案例中,虽然健康产出显示与全髋关节置换术的幸存者相比,髋关节表面置换术后存活者更大概率恢复良好,但髋关节表面置换术的死亡率更高。

　　一般来说,经济学评价模型假设决策者是风险中性的,即他们对具有相同预期结果的选项一视同仁,即使其中一个比另一个不确定性或风险更大。在该案例中,髋关节表面置换术的死亡风险显然更高。将决策问题定义为术后功能良好的可能性使我们忽略了功能不佳的存活患者和死亡患者之间的区别。这一案例告诉我们,提出问题和解释研究结果的重要性。在实践中,决策者在决定资源分配时要考虑许多因素,因此决策者必须决定决策多大程度上取决于模型的结果。

3.4　成本、产出和复杂性

上一节的案例使用了单一价值结果。然而，与其他任何经济学评价一致，使用决策树进行经济学评价需要包括成本和健康产出。在进行任何经济评估时，都必须考虑评估所采取的角度，不同的角度所需考量的成本也不相同，这往往需要根据拟解决的问题和分析的目的来确定。成本可能包括医疗卫生系统的成本、总体经济成本，以及基于特定决策者角度考量的成本[①]。医疗卫生系统成本可能包括使用三级、二级或初级医疗卫生服务的支出，在某些情况下可能会包括个人和社会照护成本。从更广泛的全社会角度来看，成本不仅包括健康和个人照护、社会照护的成本，还包括因误工而产生的生产力损失、非正式照护费用和患者及其家人的自付费用。另外，分析可以聚焦于某特定干预方案对特定领域的影响上，如入院治疗。

图 3-6 显示了相同的决策树，但这次我们附上了每个干预方案的相关成本。假设全髋关节置换术的成本为 \$6 000，髋关节表面置换术的成本为 \$7 000。如果患者在围手术期死亡，则没有进一步的成本。那些功能良好的存活患者需要进一步的门诊服务，全髋关节置换术后患者需要 \$300 的成本，而髋关节表面置换术后患者，则需要 \$400。功能不佳的患者亦需要相同的门诊服务及成本，但全髋关节置换术后功能不佳的患者将因随后的住院花费

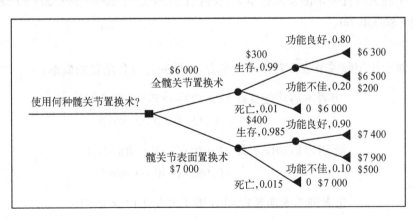

图 3-6　决策树：预期成本

　　① 有许多可以获取的优秀文章更详细地描述了经济评估的原则；范围从通用的卫生经济学文章到那些完全专注于经济学评价的书籍。译者注：推荐阅读《医疗卫生项目的经济学评价方法》（第三版）[*Methods for the Economic Evaluationof Health Care Programmes (3rd ed)*]及《医疗卫生经济学分析》（*Economic Analysis in Health Care*）。

$200,接受髋关节置换术并最终功能良好、功能不佳和死亡患者的成本分别为 $6 300、$6 500 和 $6 000,接受髋关节表面置换术并最终功能良好、功能不佳和死亡患者的成本分别是 $7 400、$7 900 和 $7 000。

使用与之前相同的公式,我们可以计算期望成本。对于使用全髋关节置换术的患者,首先计算各路径的概率:

$$患者术后功能良好的概率 = Pr(生存) \times Pr(功能良好)$$
$$= 0.99 \times 0.80 = 0.792\ 0$$

$$患者术后功能不佳的概率 = Pr(生存) \times Pr(功能不佳)$$
$$= 0.99 \times 0.20 = 0.198\ 0$$

$$患者围手术期死亡的概率 = Pr(围手术期死亡) = 0.01$$

计算出各个路径的概率后可以根据各个节点的概率计算出预期的成本:

$$患者术后功能良好的预期成本 = 0.792\ 0 \times \$6\ 300$$
$$= \$4\ 989.60$$

$$患者术后功能不佳的预期成本 = 0.198\ 0 \times \$6\ 500$$
$$= \$1\ 287$$

$$患者围手术期死亡的预期成本 = 0.01 \times \$6\ 000 = \$60$$

全髋关节置换术的预期成本是三种途径结果之和,即 $4 989.60+ $1 287+ $60 = $6 336.60。

对于使用髋关节表面置换术的患者,一样先计算各路径的概率:

$$患者术后功能良好 = Pr(生存) \times Pr(功能良好)$$
$$= 0.985 \times 0.90 = 0.886\ 5$$

$$患者术后功能不佳 = Pr(生存) \times Pr(功能不佳)$$
$$= 0.985 \times 0.10 = 0.098\ 5$$

$$患者围手术期死亡 = Pr(围手术期死亡) = 0.015$$

得出各路径概率后计算成本:

$$患者术后功能良好的预期成本 = 0.886\ 5 \times \$7\ 400 = \$6\ 560.1$$

$$患者术后功能不佳的预期成本 = 0.098\ 5 \times \$7\ 900 = \$778.15$$

　　　患者围手术期死亡的预期成本 = 0.015× \$7 000 = \$105

　　在这种情况下,预期成本为 6 560.1+778.15+105 = 7 443.25。

　　因此,全髋关节置换术的预期成本低于髋关节表面置换术。

　　现在可以计算增量成本效果比:

$$
\begin{aligned}
\text{ICER} &= (C_2 - C_1)/(E_2 - E_1) = (\$7\ 443.25 - \$6\ 336.60)/(0.886\ 5 - 0.792\ 0) \\
&= \$1\ 106.65/0.094\ 5 \\
&= \$11\ 710/\text{术后髋关节功能良好的患者}
\end{aligned}
$$

　　在这种情况下,简单起见,我们把从手术中可获得的获益分为任意的健康产出形式(1 代表功能良好,0 代表功能不佳或死亡),但在设计决策树时,所需使用的健康产出需要根据研究问题进一步考虑。在髋关节手术的案例中,我们看到,虽然存活率在模型中得到了体现,但研究重点是术后恢复良好的可能性。因此,虽然死亡很重要,需要确定每种手术相关的死亡率,但模型也需要纳入一个衡量恢复情况的结局(在这种情况下我们使用了功能)。在决策树中,可以选择基于死亡率的结局(如生命年、预期寿命、死亡率)、临床结局(如癌症 5 年生存情况)、中间结局(如检测到的病例或生物标志物)、生命质量结局(如患者报告健康状况)或诸如 QALY 之类的组合结局。关于填充模型可能使用的证据或数据类型以及如何检索这些证据的更多详细细节,请参见第2 章。

　　如前所述,制定研究问题尤为重要,因为它将为建立决策树的所有后续步骤提供信息。选择的问题以及疾病自然史等因素将影响模型的复杂程度。现实生活的复杂性和模型对于简洁性和易懂性的要求之间存在着矛盾。那么,如何判断模型是否过于复杂以及这种复杂是否会带来问题? 应该考虑到实践上和理论上的影响。在实践层面上,需要考虑用来建立模型和填充模型的数据是否充足,以及模型是否已经过于复杂,是否对细节要求过高导致无法获取决策树的参数。例如,所关注的亚组是否小到无数据可用? 在理论层面上,应该考虑需要什么复杂程度的模型才能回答所提出的问题。考虑模型详细程度是否足以支撑决策者区分各种选择。如果在建立模型时,发现事件何时发生时间不定,或者事件发生时间范围超过一年,那么需要考虑是否应该选择决策树,因为决策树不能用来处理随时间推移而发生的复杂变化。当考虑模型类型选择标准时,以下情况更适合使用决策树:健康事件发生的时间接近,而且不重复;健康事件发生得很快或根本不发生,以及治疗效果出现很快。如果发现模型结构过于复杂,请考虑如何简化模型,或者考虑决策问题本身是否可以简化。这个决定很困难,但简化模型或研究问题可以降低模型的复杂性。如果研究结果需要知道特定事件发生的时间,那么应该考虑马尔可夫模型是否更为合适。

3.5　练习:构建决策树

以下习题提供了一个练习的机会。练习 3.1 需要使用纸笔练习绘制决策树,而练习 3.2 和练习 3.3 则使用 Excel 建立决策树。练习 3.2 和练习 3.3 的 Excel 工作表可以从 https://hta-modelling. leeds. ac. uk/downloads/下载。这三个习题都使用了 Evans 等(1997)论文中提供的一项加拿大的研究。该论文使用决策模型对复发性偏头痛患者在偏头痛发作的某一天可能发生的情况进行简要描述。比较了两种选择——患者口服舒马曲坦或联合口服咖啡因/麦角胺。两种治疗方法的基本"故事"是相同的:

－给予治疗后,患者得到缓解(患者在 2 小时后疼痛消失),或没有缓解;

－大部分情况下,如果患者得到缓解,他未来就不会再遭受任何痛苦;

－其余情况下,患者可能会得到缓解,但后来再次发作了,需要再治疗,这也被认为治疗有效;

－如果患者在最初的治疗中没有得到缓解,他可能在家里忍受偏头痛的折磨,或去医院。如果去医院急诊治疗,治疗后患者可能缓解或者住院。

练习 3.1　绘制决策树

练习 3.1 的任务是根据上面的描述画出决策树的框架。一旦画好了决策树,就可以根据以下信息来增加转移概率。

－使用(1)舒马曲坦和(2)咖啡因/麦角胺时,中度或重度头痛 2 小时内转变为轻度头痛或无痛的概率为 55.8% 和 37.9% ;

－使用(1)舒马曲坦和(2)咖啡因/麦角胺并达到缓解后 48 小时内再发作的概率分别为 40.6% 和 29.7% ;

－如果药物不能缓解偏头痛,去医院急诊室就诊的概率为 8% ;

－如果在急诊室接受的治疗不能缓解偏头痛,有 0.2% 的概率住院。

现在把这些概率添加到树状图中。完成后,可以在图中添加以下成本。各项费用可以写在模型的分支上。

−舒马曲坦 16.10 加元；

−咖啡因/麦角胺 1.32 加元；

−急诊室 63.13 加元；

−住院治疗 1 093 加元。

注：假设那些复发的患者会再服用一剂相同的药物。在决策树中纳入这些费用之后，可以通过查看图 3-7 中的决策树来检查你做得如何。

练习 3.2　在 Excel 中建立决策树（1）

如练习 3.1 所述，Evans 等的模型描述了复发性偏头痛患者在偏头痛发作的某一天可能发生的情况。简言之，模型比较了两种方案，患者口服舒马曲坦或联合口服咖啡因/麦角胺。经济学评价模型的目的是计算增量成本效果比。如果你没有在做完练习 3.1 后马上进行练习 3.2，那么建议重温练习 3.1 以（重新）熟悉诊疗路径。决策树，包括练习中的概率和成本，如图 3-7 所示。

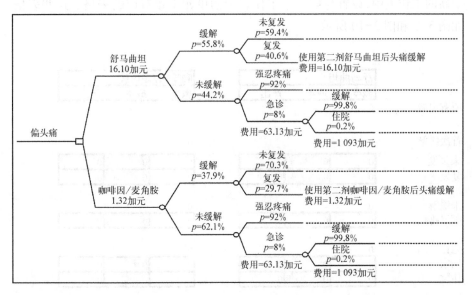

图 3-7　舒马曲坦或联合咖啡因/麦角胺用于缓解偏头痛的决策树

虽然可以用纸笔画决策树，但大多数情况下会在 Excel 等软件中建立并分析这类模型。这个练习将教你如何在 Excel 中建立决策树模型。第一步是绘制决策树。图 3-8 依照研究问题描绘了反映图 3-7 中树状结构的决策树。带有黑色边框的无阴影单元格记录了每个节点患者的比例。连续的三个单元格集合在第一个单元格中记录了每个节点的患者比例,在最后的单元格中记录了每个路径上的患者产出,在中间的单元格中记录了相关成本。

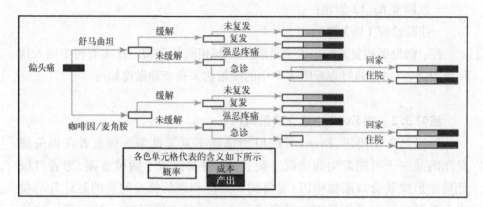

图 3-8　在 Excel 中建立偏头痛决策树

在构建决策树(图 3-8)的同一 Excel 工作簿中打开第二个工作表。在这个新的工作表中,设置与第一个工作表中的单元格相对应的表格。这些表格如图 3-9 和图 3-10 所示。

	舒马曲坦			咖啡因/麦角胺		
	概率	成本	产出	概率	成本	产出
所有患者	0					
首次缓解	0			0		
未复发	0	0	0	0	0	0
复发	0	0	0	0	0	0
未缓解	0			0		
强忍疼痛	0	0	0	0	0	0
急诊	0			0		
回家	0	0	0	0	0	0
住院	0	0	0	0	0	0

图 3-9　Excel 中以表格形式显示概率、成本和结局

现在我们将重点讨论第一个工作表——决策树模型。如果患者选择舒马曲坦,就有 100% 的机会从该臂(圆圈)的风险节点开始。在舒马曲坦的起始单元格中输入 1。现在可以使用表格中的概率,将数值输入后续的节点。根据练

	舒马曲坦			咖啡因/麦角胺		
	概率	成本	结局	概率	成本	结局
未复发	0	0	0	0	0	0
复发	0	0	0	0	0	0
强忍疼痛	0	0	0	0	0	0
回家	0	0	0	0	0	0
住院	0	0	0	0	0	0
期望结局						

图 3-10　在 Excel 中以表格形式显示概率、成本和结局

习题提供的信息,输入缓解/不缓解的概率。对于那些得到缓解的患者,他们可能复发/不复发,据此可以完成这些单元。现在对未缓解的患者做同样处理,在适当的单元格中填入数值。填写其余的与使用舒马曲坦及使用咖啡因/麦角胺相关的概率。

现在已经填写了到达每个最终节点的概率——树"停止"的地方。现在需要确定每个最终节点的成本。这棵树还包含了治疗费用相关的信息,这些信息涉及(a) 舒马曲坦的成本(加上再治疗),(b) 咖啡因/麦角胺的成本(加上再治疗),(c) 急诊科就诊的成本和(d) 急诊科就诊后住院的费用。对于第一个最终节点,可以通过遵循从"舒马曲坦"到"无复发"的流程,确定使用舒马曲坦后无复发患者的成本。将此成本输入使用舒马曲坦且无复发患者成本相应的单元格。现在,对其他最终节点执行相同的操作,包括舒马曲坦和咖啡因/麦角胺。

Evans 使用两种不同的产出评估用药结果——避免发作和 QALY。简单起见,我们将使用避免发作这一结局。Evans 等未把急诊就诊后的症状缓解定义为缓解。对于每个最终节点,确定是否避免发作。如果发作被避免,则标记为 1,如果发作未被避免,则在 Excel 中标记为-。

现在可以将在决策树上输入的数字输入到第二个工作表中。或者,可以链接两者,以便自动输入数字。在提供相同信息的同时,表格以更紧凑的格式显示了数字。这种形式在构建模型时使用更为普遍——但是,需要了解如何制作这一表格。

现在可以计算预期结果。如图 3-10 所示,已经获得每个最终节点中患者的预期比例、成本和避免发作的情况(结局)。下一步是计算这些状态的期望值。关于舒马曲坦与咖啡因/麦角胺的成本和收益,您能得出什么结论? 对照图 3-11 检查你的答案。

卫生技术

	舒马曲坦				咖啡因/麦角胺			
	概率	成本	产出		概率	成本	产出	
所有患者	1.00000							
首次缓解	0.55800				0.37900			
未复发	0.33145	$16.10	1		0.26644	$1.32	1	
复发	0.24664	$32.20	1		0.11256	$2.64	1	
未缓解	0.44200				0.62100			
强忍疼痛	0.40664	$16.10	—		0.57132	$1.32	—	
急诊	0.03536				0.04968			
回家	0.03529	$79.26	—		0.04958	$64.48	—	
住院	0.00007	$1172.23	—		0.00010	$1157.45	—	

	舒马曲坦				咖啡因/麦角胺			
	概率	成本	结局		概率	成本	结局	
未复发	0.33145	$16.10	1		0.26644	$1.32	1	
复发	0.24664	$32.20	1		0.11256	$2.64	1	
强忍疼痛	0.40664	$16.10	—		0.57132	$1.32	—	
回家	0.03529	$79.26	—		0.04958	$64.48	—	
住院	0.00007	$1172.23	—		0.00010	$1157.45	—	
期望结局		$22.70	0.578088			$4.71	0.37900	

图 3-11 完成的表格

练习 3.3 在 Excel 中建立决策树(2)

Evans 模型同时使用"避免发作"和 QALY 作为结局指标。基于 QALY 的结局假设每次发作持续 24 小时,生命质量如下(表 3-1)。

表 3-1 生命质量结局

	生命质量	标准误
通过最初治疗避免发作	1.0	0
再次治疗避免发作	0.9	0.01
治疗失败,经历疾病发作	−0.3	0.10
治疗失败进入急诊	0.1	0.10
治疗失败住院	−0.3	0.10

在这个练习中,使用 QALY 而不是避免发作再次运行模型。使用表 3-1

中的数值来代替避免发作(作为结局测量),可以计算出偏头痛 QALY 损失为(1-生命质量)/365。Evans 的论文表明,舒马曲坦产生了大约 0.000 602 7 个 QALY。你能重现这个结果吗？答案如图 3-12 所示。

舒马曲坦	概率	医疗卫生体系成本	社会成本	总成本	避免的例数	QALYs的损失	总效果
未复发	0.3315	$16.10	-	$16.10	1	-	0.0003
复发	0.2466	$32.20	-	$32.20	1	0.0003	0.0003
强忍疼痛	0.4066	$16.10	$122.52	$138.62	0	0.0036	0.0036
回家	0.0353	$79.26	$122.52	$201.78	0	0.0025	0.0025
住院	0.00007	$1172.23	$122.52	$1294.75	0	0.0036	0.0036
期望产出				$76.86	0.57809	0.0016	0.0016
咖啡因/麦角胺	概率	医疗卫生体系成本	社会成本	总成本	避免的例数	QALYs的损失	总效果
未复发	0.2664	$1.32	-	$1.32	1	0.0003	0.0003
复发	0.1126	$2.64	-	$2.64	1	0.0003	0.0003
强忍疼痛	0.5713	$1.32	$122.52	$123.84	0	0.0036	0.0036
回家	0.0496	$64.48	$122.52	$187.00	0	0.0025	0.0025
住院	0.00010	$1157.45	$122.52	$1279.97	0	0.0036	0.0036
期望产出				$80.80	0.37900	0.0022	0.0022
增量产出:舒马曲坦vs咖啡因/麦角胺				-$3.94	for	0.0006	QALYs
						-$6 697.44	per QALY

图 3-12　使用 QALY 的决策树

3.6　小结

(1) 决策分析模型是 CEA 的一个工具,可以使用各种建模方法建立决策分析模型。

(2) 在以下情况下使用决策模型最为合适:所有相关的证据并不包含在单一的试验中;参与试验的患者与可能真实世界中使用该技术的患者不一致;使用中间结局指标而不是 QALY 和存活率;没有使用相关的对照组,或者试验没有包括亚组相关的证据;临床试验设计包括临床实践中不会发生的交叉治疗(治疗转换);和(或)当试验随访期不能完全反映技术的成本和获益时(NICE, 2013)。

(3) 决策树在以下情况下最适用:健康事件发生的时间较近且不重复、健康事件很快发生或根本不发生,以及很快能看到治疗效果。

(4) 决策问题应涉及至少两种选项和至少一种产出,以作为提供决策相关信息的基础。决策问题通常也应指明受影响的群体。

(5) 决策树应从左边第一个点开始从左到右阅读。决策树从一个决定或选择开始,这在决策树中用决策节点表示。决策节点表明决策是在哪里做出的,从该节点发出的决策树的线条或分支显示了这一点上的选择。

（6）在这些分支的末端是机会节点，它定义了风险，并指出结局会发生什么。每个机会节点的分支的概率总和必须为1。

（7）最终节点用于不存在风险的情况。它们的出现代表已经观察到研究结果或患者已经死亡。在每个最终节点都要定义产出。产出需要包括成本和健康获益。

（8）现实生活的复杂性和模型对于简洁性和可理解性的要求存在着矛盾。

第3章参考文献

第 4 章

不确定性、概率分析和成本效果分析结果

经济学评价汇总了决策问题中的不同方案的证据,旨在告知决策者这些方案在成本和获益方面可能产生的影响。由于许多成本和获益都发生在未来,而未来本质上是不确定的,因此经济学评价中必须分析当前证据的不确定性及对未来结果的影响。本章重点介绍经济学评价中不确定性的来源、特征的机制和分析方法,并可帮助读者批判性理解这些方法的局限性。

4.1　引言

任何经济学评价的最终目的都是为决策提供信息,它本质上涉及对干预方案未来预期成本和获益的估计。由于涉及未来,而未来的情况不可能完全确定,因此不确定性是研究者关注的重点。决策者希望研究者帮助他们回答的问题是:"不确定性的性质或程度是否有导致我使用现有信息做出错误决策的潜在风险?"这种做出错误决策的风险通常被称为"决策不确定性"。

需要注意的是,如果不确定因素被处理过,就可能不会改变决策,也不会造成决策的不确定性。例如,当我们对哪个备选方案是最好的不存在不确定性,而只是不确定一个明显的优势的选择好多少,就不存在决策不确定性。在医疗卫生领域中报销决策的背景下,决策不确定性可以认为是决策者拒绝为有价值的治疗支付费用或同意为价值不高的治疗支付费用的概率。

为了帮助决策者回答这个问题,研究者有必要了解影响经济学评价结果不确定性的不同来源、描述不确定性的方法以及不确定性导致决策不确定性的机制。本书中,我们将对以上问题进行详细讨论。然而,本章的重点是介绍经济学评价中不确定性的不同来源,以及特征的机制和分析方法,同时批判地讨论这些方法的局限性。本章的结构如下:4.2 节描述了不确定性的来源。4.3 节讨论了研究者可用来解决不确定性的分析方法。4.4 节探讨了 ICER 相关的一些问题,这些问题是在第 1 章描述的成本效果平面和净效益计算的基础上扩展的。4.7 节是对关键点的总结。

4.2　成本效果模型中不确定性的来源

成本效果模型需要考虑五个不同的不确定性来源:抽样误差、外推法(extrapolation method)、通用性(Generalisability)、模型结构和方法学不确定性。

4.2.1　抽样误差

成本效果模型中的绝大部分信息可从观察性研究或试验中获得,这些研究中的人群是目标总体人群的一个子集,即样本信息。好的研究设计会努力让样本能够代表所抽取的总体人群。然而,总是有可能会出现所抽取的样本并不能代表相关人群的情况。即使样本可以代表总体,测量中的随机误差也会导致样本统计量与总体参数之间存在差异。如果研究者未考虑误差,仅假设数据可以完美地反映总体的情况,他们会不恰当地向决策者展示证据的不确定性,从而增加决策者无意中做出错误决定的风险。

4.2.2　外推法

许多医疗干预方案同时存在正面和负面的长期效果。通常情况下,这种影响需要很长时间才能显现,因此在干预方案引入临床实践之前,直接测量这些影响是不可行的。在缺乏直接证据的情况下,研究者需要基于观察到的数据进行外推,以获得对干预方案真实价值的无偏估计。

例如,考虑一种新的乳腺癌治疗方法。临床试验报告了接受标准治疗和接受新的治疗方式的患者随访两年的疾病复发率和死亡率。两年后两组的复发率存在明显差异,接受新疗法患者的生存概率更高(图 4-1)。除非决策者只需要考虑短期内的结果,否则假设新疗法对降低死亡率和提升生活质量的益处将在试验随访期结束时停止是不合理且武断的。如果在这一假设下处理死亡率和生活质量的话,其结果类似于直接假设接受治疗的存活患者在试验随访结束时直接死亡,但实际上试验随访与生存或疾病复发之间没有任何关系。为了掌握新干预方案与当前措施相比的全部价值,有必要从试验观察到的优势中推断出该优势能够在未来保持多久。在第 6 章中,我们考虑了一些可用于这种推断的生存模型。模型的选择将影响到分析的结果,虽然不同外推参数模型的结果并不一定都会纳入模型,但考虑这种不确定性的来源是很重要的。

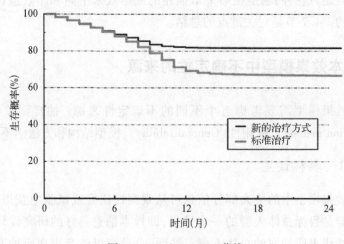

图 4-1　Kaplan-Meier 曲线

4.2.3　通用性

通用性(generalisability)是指从一个医疗环境中获得的数据能够为不同医疗环境中的模型提供信息的可信度。在评估新技术时,因为几乎所有的证据都来自临床试验,通用性是一个十分重要的问题。临床试验尤其是新疗法的临床试验,往往会招募非典型患者,因为临床试验研究人员希望他们观察到的试验组和对照组之间的任何差异都可以归因于干预方案,而不是两组患者存在某些特征上的差异,因此症状复杂的患者往往被排除在临床试验之外。临床试验的地点选择进一步加剧了对试验参与者的选择。地区性医院①更有可能招募患者参加试验,且可采用高度程序化的诊疗方式,以进一步减少分组间的差异。但是当一项新技术被引入标准临床实践时,接受治疗的患者和应用该技术的诊疗方案很可能与试验中的情况大不相同,这就造成了一些不确定性,即临床试验的治疗效果多大程度上能体现在现实的标准治疗中。这可能是通用性作为不确定性来源的最明显例子。此外,对于 CEA 的其他部分,包括生命质量/效用数据、医疗卫生资源使用,甚至模型结构中固有的临床实践,也存在通用性问题。

4.2.4　模型结构

模型结构试图描述接受干预方案的患者的临床诊疗路径。正如 3.2 节所述,模型结构是对现实的简化,问题是这些简化是否排除了诊疗过程的潜在重要特征,如果这些特征被包括在模型中,是否会导致不同的决定?虽然所有的模型都是错误的,但一些模型是有用的(all models are wrong, but some are useful)(Box and Draper, 1987),模型结构相关的不确定性是指被排除的临床路径可能改变成本和产出进而导致决策改变的风险。

例如,考虑对非甾体抗炎药(non-steroidal anti-inflammatory drugs, NSAIDs)与阿片类药物应用于围手术期疼痛管理进行经济学评价。NSAIDs 与胃部大出血风险轻度相关,也存在因大面积胃出血而死亡的风险。因为治疗胃出血非常昂贵,单次胃出血死亡的额外成本很可能超过避免使用阿片类药物带来的人群健康获益。那么评估 NSAIDs 与阿片类药物在围手术期疼痛管理中的价值的成本效果模型是否应该包括胃出血这一健康状态以及胃出血带来的特异性死亡风险?

围手术期短暂的 NSAIDs 使用可能不足以诱发大面积胃出血。然而使用时间和出血风险之间的关系是实证问题,因此,在模型结构中包括或排除胃出

---

①　译者注:对标国内的三级医院。

血和相关死亡的理由应基于相关证据。如果未能明确考虑这一问题,且未向决策者提供任何相关的证据将不可避免地增加决策的不确定性。

4.2.5 方法学不确定性

在成本效果模型中,方法学的不确定性至少存在于两个层面。首先,在证据合成以确定模型参数的过程中存在方法学不确定性;其次,在选择建模方法时存在不确定性。正如第2章所强调的,成本效果模型综合了许多不同来源的信息以产生对未来健康结局和医疗资源消耗的预测。这些模型的每个组成部分都是以方法选择为基础的先验分析的结果,包括

- 如何分析试验的有效性数据?
- 如何外推试验期之后的生存曲线?
- 如何估计模型中包括的每个健康状态的效用值?
- 使用什么模型预测未来的卫生资源消耗?

这些都是方法上的选择,不同的方法往往会导致不同的预测结果和对这些预测不确定性的不同估计。通常情况下,将某些方法识别为绝对不正确是相对简单的,而且只有一种合理的方法存在的情况比较罕见。然而,有时选择并不那么明确,需要对使用哪种方法进行判断,理想情况下应当使用经过实证检验的、具有表面效度的、有直接观察数据的预测方法。

模型方法选择的不确定性主要涉及选择决策树、马尔可夫模型、半马尔可夫模型或患者水平模拟模型(patient-level simulation model)是否合适(模型的选择在第3章和第5章有更详细的介绍)。越来越多的学者选择在成本效果模型中使用离散事件模拟模型[①]。在使用决策树、马尔可夫模型和半马尔可夫模型的背景下,确定性模型与概率模型的选择是非常重要的。确定性模型是指仅有确定性参数的模型,第3章中构建的决策树就是一个确定性模型。我们没有将不确定性直接纳入分析中,但是可以使用这个模型来探讨不确定性,即模型输出对某些输入的变化的敏感程度。这一类模型是确定性的,因为它没有直接描述输入或输出的不确定性。同时,确定性模型的局限性是会对非线性过程产生有偏估计。而概率模型中包含了不确定性,通常被称为随机模型[②]。在马尔可夫模型中,参数是随机的(即在分析中它们的值是不确定的)。本章将在4.3节讨论概率模型。

---

① 离散事件模型超出了本文的范围。Karnon(2003)对使用马尔可夫模型和离散事件模型建立的成本效果进行了比较。最近,Caro等(2010)主张使用离散事件模拟模型,而不是马尔可夫模型。

② 译者注:原书中此处说法略显奇怪,为避免误解作如下解释:基于模型进行的CEA必须同时进行base-case analysis和sensitivity analysis,所以实际上没必要对deterministic model和probabilistic model进行强行区分。deterministic model和probabilistic model的区分更多是在实际操作中对模型的运行状态进行区分,见本书后面部分。

除本节所述因素之外,很少有明确的规则来确定合适的建模方法,但不同的模型形式可以产生不同的结果(Brennan et al.，2006)。重要的是,研究者要说明选择建模方法的理由,来确保决策者意识到由此带来的任何不确定性。

4.3　对成本效果分析中不确定性的分析

抽样变化常通过计算 95% 置信区间来解决。在经典统计学框架中,一个平均值的置信区间估计了从同一个群体中抽取的 100 个样本中 95 个样本的平均值所在的范围[①],但是置信区间通常被错误地解释为总体均数位于区间范围内的 95% 的主观概率。值得注意的是,主观概率是贝叶斯统计的概念,贝叶斯统计中近似置信区间的概念被称为可信范围(credible range)。

对于 CEA 来说,使用置信区间可能存在问题,由于 ICER 是由两个不确定的变量组成的比值,它在统计学上的表现并不好。此外,由于可能有不同参数组合得出相同的比值,干预方案与次优替代方案的 ICER 通常不满足参数法计算的置信区间所假定的分布特征。许多作者提出了估计 ICER 经典置信区间的近似值,但这些都不尽如人意(Briggs and Fenn,1998)。

在不存在让多数决策者都能接受的估计 ICER 95% 的置信区间方法的情况下,研究者已经开发了一些方法来探索成本效果模型结果的不确定性。这些方法都属于敏感性分析的范畴。敏感性分析是改变模型输入,并记录这些变化对模型输出影响的过程。文献中报道了五种不同类型的敏感性分析:单因素、多因素、阈值分析、极值分析和概率敏感性分析(probabilistic sensitivity analysis，PSA)。表 4-1 对这些分析进行了总结,接下来将对每种分析进行更详细的描述。

表 4-1　敏感性分析的类型

敏感性分析类型	定　　义
单因素敏感性分析	在所有其他参数保持不变的情况下,改变一个参数以观察对预测成本和结果的影响
多因素敏感性分析	在所有其他参数保持不变的情况下,改变一个以上的参数,观察对预测成本和结果的影响

①　译者注:原书中此处表述并不准确。在频率学派的观点中,一个置信区间是一个区间范围,如果我们对相同的总体进行大量抽样,每个样本都得到一个置信区间,那么在大量的样本中,这个置信区间包含未知参数的真实值的概率就等于置信水平(如 95%)。

敏感性分析类型	定　义
阈值分析	改变一个参数以确认该参数在何值时会改变关于成本和产出的决策
极值分析	将一个或多个参数设置为极端值(上限和下限),观察对预测成本和结果的影响
概率敏感性分析	使用概率分布来表示可信范围和观察到的任何给定值的可能值,结合模拟,以参数的不确定性代表预测成本和结果的不确定性

4.3.1　单因素敏感性分析

单因素敏感性分析研究了在保持所有其他参数值不变的情况下,ICER 是如何随着单一参数的变化而变化的。它经常通过测试模型结果的变化方向是否与参数改变逻辑上的变化方向相符以确定模型构建是否正确。单因素敏感性分析还可以确定模型中对结果具有最强直接影响的参数,因此对决策者特别重要。我们将在介绍 PSA 时更详细地讨论单因素敏感性分析的使用。单因素敏感性分析的最大局限是要保持所有其他参数的固定,这意味着假定一个参数的取值与其他参数的取值之间没有因果关系,但是只要稍加思考就可以知道该假设与真实情况不符。例如,如果一种旨在改善生活质量的治疗方法比预期的更有效,那么这可能是因为副作用比预期要少,这同时意味着需要更少的额外治疗、更少的资源,成本也更低。同样,如果医务人员的成本较高,可能反映了需要更有经验、更有效的医务人员介入,这些应该反映在模型的有效性参数中。因此,一个特定参数值的变化提供的信息容易被误解,所以单因素敏感性分析逐渐被认为在分析不确定性上存在局限性,当然,它可以作为一种调试模型的方法。

4.3.2　多因素敏感性分析

多因素敏感性分析一次改变一个以上的参数,研究不同的参数变化组合对模型结果的影响。一种经常使用的方法是允许每个参数同时取其平均值和置信区间的上、下限。表 4-2 显示了在只考虑两个参数(X 和 Y)的情况下,使用这种方法进行多因素敏感性分析会产生九组不同的结果。

虽然决策者检查九组不同的结果是可行的,但随着模型中参数数量的增加,多因素敏感性分析很快就不可行了。例如,一个有 10 个参数的模型,如果每个参数都使用平均值、95% 置信区间的上、下限值进行敏感性分析,将产生59 049(3^{10})组不同的结果。

表 4-2　多因素敏感性分析案例（双变量）

	X 的 95% 置信区间下限	X 的平均值	X 的 95% 置信区间上限
Y 的 95% 置信区间下限	1	2	3
Y 的平均值	4	5	6
Y 的 95% 置信区间上限	7	8	9

多因素敏感性分析的另一个问题是,所有可能的数值组合在多因素敏感性分析中均视为同样有效。这与上述参数之间的基本关系不一致,一些参数值的组合很可能与基本逻辑相冲突。因此,除非对参数值的具体组合进行评估,以确定其表面效度及与决策问题的相关性,否则多因素敏感性分析有可能误导决策者,而不是提供信息。依据特殊原因选择特定参数值被称为情境分析。决策者往往对最坏或最好的情况或具体的政策情境（policy scenario）感兴趣,而这些方案不一定建立在证据基础上。多因素敏感性分析仍然被视为探索不确定性的有用方法。

4.3.3　阈值分析

阈值分析考虑一个特定的参数必须取什么值才能实现模型结果的特定变化或达到目标结果。例如,可以改变一个参数来使得 ICER 等于阈值。决策者也可以要求围绕疗效或安全参数进行阈值分析以在一项技术是否具有成本效果的审议中提供信息。需要注意的是,阈值分析是单因素敏感性分析的一种特殊形式,忽略了被改变的参数与模型中其他参数取值之间的任何潜在关系。因此,研究者在向决策者提供简单的阈值分析结果时,应着重提醒这种分析存在内在错误的风险。

4.3.4　极值分析

极值分析考虑了将一个或多个参数设置为可能的最高值或最低值的影响。取决于是对一个还是多个参数进行分析,上述方法使极值分析的结果难以解释。一个可能的例外是把干预方案的价格设定为其极值。当干预方案的效果不受其价格影响时,如一种新药,那么使用极值分析可以有效地考虑该技术在最低价格时是否具有经济性。

所有这些形式的敏感性分析都假定参数采取一个单一的已知值,并改变这个值作为探索模型结果不确定性的手段。正如 4.2.5 节所述,每个参数都有一个已知值的模型称为确定性成本效果模型。另一种方法是由于将模型中参数真实值的不确定性直接纳入模型中。具体做法是用概率分布取代确定性模型的单一数值，以反映每个参数的期望值和围绕该期望值的不确定性。这类模型被称为随机模型。随机模型可采用 PSA 来进行不确定性分析。PSA 将每组输入参数的概率分布与蒙特卡罗模拟相结合，产生模型每个输出的概率分布，从而量化 ICER 的可信范围。

4.4　概率敏感性分析（PSA）

PSA 将每个参数表示为一个概率分布，模型的每个输入参数都存在一定程度的不确定性。这种不确定性可以被描述为具有相关概率分布的概率密度函数。图 4-2 显示了一个参数的概率分布，该参数的期望值为 0，有效范围为 −5 到 +5。该参数是正态分布，因此严格意义上的范围是正/负无穷大，而且概率是对称的，这意味着出现与期望值等距的数值的可能性相同。

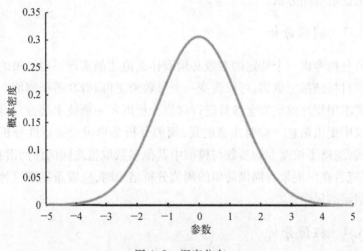

图 4-2　概率分布

一旦为成本效果模型中的每个参数选定了一个概率分布，PSA 允许研究者同时改变每个参数的值，即从概率分布中抽取数值，并记录每次抽取数值的模型输出。概率分布的特征来源于模型中包括的参数观察值。通过收集从概率分布中重复抽取参数和对应的预测结果，可以得到被评价技术的成本和产出的概率分布。

每种方案成本和产出的分布是 PSA 的主要结果，然后根据这些成本和效果的平均值来计算 ICER。虽然每次抽取都可以构建一个特定的 ICER,但如果通过计算获得 ICER 估计值的分布,则该分布下的平均值不是对一种方案经济性的正确的估计。这是因为一个比率的平均值不等于平均值的比率。如图 4-3 所示,ICER 的无偏估计是用各个干预方案成本和产出的分布的平均值计算的。图 4-4 说明了抽样的概念,以产生随机成本效果模型的结果。

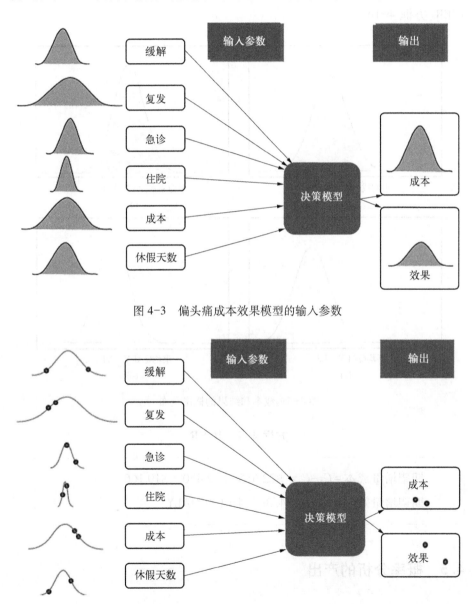

图 4-3   偏头痛成本效果模型的输入参数

图 4-4   偏头痛成本效果模型的参数输入,从每个分布中随机抽取两次

模型参数包括转移到其他状态的概率分布、成本和生存质量权重(即健康效用值)。图4-5中(a)和(c)显示了这些参数分布的选择。我们强调从这些随机分布的每一个参数中随机抽出两个值,进而在决策模型中产生两个单独的成本和效果,如图4-5的(b)和(d)所示。当抽样次数足够多,达几千次时,就有可能构建成本和效果的概率分布,如图4-5所示,我们使用期望值来计算ICER(方框4-1)。

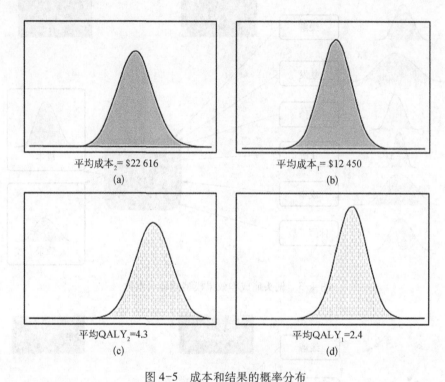

图4-5 成本和结果的概率分布

方框4-1 ICER

期望增量成本 $= C_2 - C_1 = \$22\,616 - \$12\,450 = \$10\,166$

期望增量效果 $= E_2 - E_1 = 4.3 - 2.4 = 1.9\ \text{QALY}$

4.5 概率分析的产出

重要的是理解概率敏感性分析在模型的每次单独运行中产生ICER的估

计值。然而,ICER 的最佳估计值不是由这些 ICER 分布组成的平均值。ICER 的最佳估计值是通过每个干预方案的成本和产出的期望值计算的。这一点通常被总结为"'ICER 的平均值'不等于'平均值的 ICER'",而我们需要向决策者报告的是"平均值的 ICER"。练习 4.1 提供了一个小样本模拟的数据来计算这两种测量方法,旨在帮助理解这两种测量方法的区别,看看它们有什么不同。

练习 4.1 探讨随机成本效果模型

本练习的目的是用增量均值的比值计算 ICER 的期望值与 ICER 的平均值之间的差异。在表 4-3 中,我们报告了两种替代性治疗方法在 10 次随机抽取的结果,即成本和 QALY。

表 4-3 10 次随机抽取的成本和 QALY

模拟运行	成本_1	QALY_1	成本_2	QALY_2	ICER
1	$111	0.001 9	$130	0.002 3	
2	$66	0.002 1	$64	0.002 6	
3	$45	0.002 0	$35	0.002 2	
4	$75	0.001 5	$81	0.002 1	
5	$70	0.001 7	$74	0.002 4	
6	$43	0.001 3	$35	0.001 9	
7	$93	0.001 8	$109	0.002 4	
8	$52	0.001 7	$44	0.002 3	
9	$75	0.001 7	$85	0.002 5	
10	$55	0.001 4	$54	0.002 1	
平均值					
				预期 ICER	

首先,计算每次随机抽取的 ICER,并计算这些比率的平均值。

其次,计算干预方案 1 和干预方案 2 的平均成本,然后计算干预方案 1 和干预方案 2 的平均 QALY。使用这些平均值来估计期望 ICER。

1. 这两个结果是否相同？

2. 为什么第二种计算方法是对 ICER 的正确估计？

3. 本练习的 Microsoft Office Excel（R）工作表可从 https://hta-modelling. leeds. ac. uk/downloads/下载。

4.6　增量成本效果比的一些问题

很明显，ICER 提供了一种简洁且易于使用的方式来展示 CEA 的决策规则（Karlsson and Johannesson，1996）。当然，它们确实存在局限性，我们可以用成本效果平面来进一步探讨。如 1.4 节所述，成本效果平面是一个二维空间，可以在其中绘制所有可能的 ICER 值。纵轴显示增量成本，横轴显示增量产出，通常是 QALY。

图 4-6 显示了成本效果平面。该平面由四个象限组成，通常使用罗盘术语描述，即第一（右上角）象限、第二（左上角）象限、第三（左下角）象限和第四（右下角）象限。

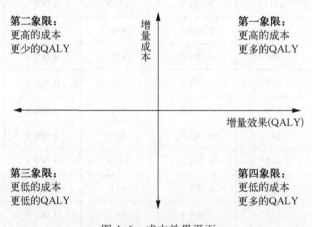

图 4-6　成本效果平面

第一象限是所有具有正增量成本和正增量 QALY 的治疗方案的 ICER。采用这些技术将需要增加医疗预算或取代目前在预算内的其他技术。

在第二象限，我们观察那些既多花钱又产生较少健康获益的治疗方法的 ICER。这些技术被称为"简单劣势方案"，这类技术将明显减少卫生系统产生的健康获益。

第三象限是价格较低、效果较差的治疗方案的 ICER。要了解这些技术是否有良好的价值,需要进一步确定通过重新分配资金到不同的方案是否可以产生而不是损失更多的健康。我们将在下面更详细地讨论这个问题。

第四象限是所有具有负增量成本和正增量 QALY 的治疗方案的 ICER。这些方案是每个预算负责人都希望看到的,因为它们可以提高总的健康水平,同时减少资源使用。如 1.4.1 节所述,这种技术被称为"绝对优势方案"。

在成本效果平面上,成本效果阈值可以用一条通过原点的、具有适当斜率的直线来表示。因此,50 000 美元/QALY 的阈值是一条通过(50 000,1)和(-50 000,-1)的直线(图 4-7)。在固定卫生系统预算的背景下,ICER 在阈值线右侧的技术是具有"经济性"的,即采用这些技术可望提高人口健康水平,而阈值线左侧的技术则不具有经济性,采用这些技术可能降低人口健康水平(图 4-7)。

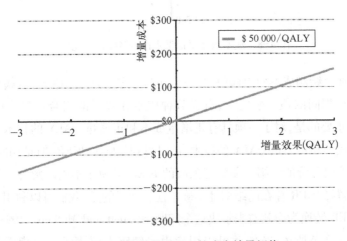

图 4-7 成本效果平面上的成本效果阈值

我们可以将每次模拟的 ICER 绘制在成本效果平面上来表示经济性结果的不确定性。成本效果平面散点图的数据点聚集得越密集,表示实际新技术的 ICER 确定性越高,而越来越分散的数据点表示不确定性的上升。决策的不确定性表现在数据点位于成本效果阈值左边或右边的程度。虽然散点图能够定性地反映不确定性的程度,但由于平面上绘制了数以千计的模拟,解释结果可能存在困难。举例来说,考虑一个比较三种技术的经济学评价。如图 4-8 所示,散点图很有可能会重叠在一起。我们将两项新技术(NT1 和 NT2)与标准治疗方案(standard care, SC)进行比较。三角形标记是 NT1 与标准治疗方案的模拟 ICER,圆形标记是 NT2 与标准治疗方案的模拟 ICER。通过研究图 4-8,能否回答:与标准治疗方案相比,NT1 或 NT2 哪个成本效果不确定性更大?

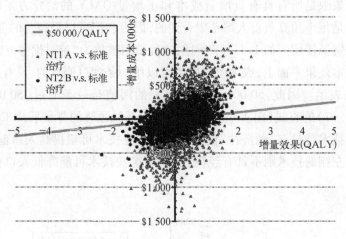

图 4-8 成本效果平面散点图:多种技术比较

在平面上绘制成本效果阈值时,我们可以看到 ICER 不唯一,且阈值线上的每个点都有相同的值。事实上,有无数种成本和效果的组合可以产生相同的 ICER。最重要的是,对于一项具有正增量成本和正增量 QALY 的技术和一项产生负增量成本和负增量 QALY 的技术,可以得到相同的 ICER,但是相同的 ICER 并不意味着同等价值。第一和第三象限的 ICER 必须作不同的解释。我们可以认为这是解释 ICER 存在的结构性不确定性。幸运的是,我们可以利用成本效益阈值将 ICER 转换为净效益来解决这个问题(Stinnett and Mullahy, 1998)。

如 1.4.2 节所述,净效益可以用货币或健康术语表示。净货币效益(net monetary benefit, NMB)的计算方法是用 QALY 乘以成本效果阈值(λ),然后从结果中减去成本。它是新技术扣除增量成本后的额外收益的货币价值。净健康效益(net health benefit, NHB)的计算方法是用新技术的成本除以阈值(λ),然后从产生的 QALY 中减去该结果。从成本效益的维度考虑,会选择具有较高预期净效益的干预方案。净效益的差异表示一旦扣除了机会成本带来的健康损失后,每个接受新技术治疗患者的预期健康收益。

表 4-4 有一些增量成本、增量 QALY 以及相关的 NHB 和 NMB 的案例,假设 λ 的值为 \$50 000/QALY。在最后一行,我们列出了计算的 Excel 公式。可借此检查一下是否得到同样的结果,以确认理解正确。在提供 λ 值的公式单元格 G2 中,增量成本和增量 QALY 出现在 A 和 B 列。

表 4-4　NHB 与 NMB 的计算

	A	B	C	D	E	F	G
1	增量成本	增量 QALY	增量成本/λ	NHB	增量 NHB * λ	NMB	λ
2	$23 432	4.74	0.47	4.27	$213 568	$190 136	$50 000
3	$18 318	3.02	0.37	2.65	$132 682	$114 364	
4	$21 010	3.36	0.42	2.94	$146 990	$125 980	
5	$16 840	2.51	0.34	2.17	$108 660	$91 820	
6	$19 333	2.77	0.386 66	2.383 34	119 167	$99 834	

请注意,我们在成本效果平面散点图中观察到的不确定性在净效益框架中同样存在,但解决了非唯一 ICER 的问题。我们可以计算出每次模拟的 NHB 和 NMB。在图 4-8 所示的例子中,我们可以计算出标准治疗方案、NT1 和 NT2 的 NHB 为正值的预测比例以及 NMB 为负值的预测比例。

A. NHB NT1 > SC;

B. NHB NT2 > SC;

C. NHB NT2 > NT1。

4.7　小结

－不确定性是决策分析模型中需要考虑的一个关键问题。研究者需要考虑不确定性的性质或程度是否有导致基于现有信息做出错误决定的风险。

－建模中有五个潜在的不确定性来源:抽样误差、外推法、通用性、模型结构和方法学不确定性。

－抽样误差是指不能判断样本是否可以代表目标人群而导致的不确定性。

－研究者经常需要依据观察数据进行外推,以获得许多医疗卫生干预方案的长期效果,这种外推往往是不确定性的来源。

－通用性是指在一个医疗环境中获得的数据用来为另一个不同医疗环境中的模型提供信息的可信度(确定性)。

－模型结构相关的不确定性是指被排除的临床路径可能改变成本和产出进而导致决策改变的风险。

－在寻找模型参数相关证据的过程中,以及在建模方法的选择上,都存在方法上的不确定性。

－敏感性分析是改变模型输入值并记录这一变化对模型输出影响的过程。敏感性分析包括单因素敏感性分析、多因素敏感性分析、阈值分析、极值分析和概率敏感性分析。

－单因素敏感性分析指改变一个参数并保持其他所有参数不变,以观察这一变化对预测成本和结果的影响。

－多因素敏感性分析指改变一个以上的参数并同时保持所有其他参数不变,以观察参数变化对预测成本和结果的影响。

－阈值分析涉及一个参数的变化,以确定该参数使得成本和结果的决策发生变化的数值。

－极值分析将一个或多个参数设定在其极端值(上限和下限),以观察其对预测成本和结果的影响。

－概率敏感性分析使用概率分布描述参数可信范围和观察到的任何给定值的可能分布,并结合模拟来确定参数的不确定性,进而预测成本和结果的不确定性。

－成本效果平面可以通过在平面上绘制每次模拟的 ICER 来表示经济学评价结果的不确定性。然而有无限多的成本和效果组合会产生相同的 ICER,我们可以使用成本效果阈值将 ICER 转化为 NHB 或 NMB。

－具有最高 NHB 或 NMB 的技术是价值最高的技术。

第 4 章参考文献

第 5 章

马尔可夫成本效果模型

　　成本效果模型为系统地评估成本和产出提供了一个通用框架,并可展示不确定性和比较不同替代方案。在介绍了用于成本效果分析的决策树模型之后,我们将在本章讨论马尔可夫模型。本章将介绍用于成本效果分析的马尔可夫模型以及何时应当使用马尔可夫模型;介绍健康状态的概念(其可作为马尔可夫模型的主干或结构)、转移概率、马尔可夫迹、循环周期、时间范围和贴现。

5.1 引言

回顾第 3 章,我们说过成本效果模型为系统地评估成本和产出提供了一个通用框架,并可展示不确定性和比较不同替代方案。更正式的说法是,决策分析模型可以被定义为一种在不确定条件下的系统决策方法,其明确指出了每项可能事件的概率及后果(Kielhorn and von der Schulenburg, 2000)。在第 3 章介绍了用于成本效果分析的决策树模型后,本章将开始讨论马尔可夫模型。与决策树模型相比,马尔可夫模型明确地将时间纳入考量,因此可以帮助我们解决更多问题。本章结构如下:5.2 节讨论了为何使用马尔可夫模型;5.3 节描述了健康状态的概念,这一概念构成了马尔可夫模型的主干或结构;5.4 节、5.5 节和 5.6 节分别介绍了转移概率、马尔可夫迹(Markov trace)、周期长度、时间范围和贴现等概念;随后 5.7 节对本章关键点进行了总结。

5.2 为何使用马尔可夫模型?

正如第 3 章所强调的那样,在成本效果分析中选择使用何种模型需要考虑很多因素,包括与研究问题相关的单一临床试验数据的局限性和可获得性(见方框 3-1)。在成本效果分析中考虑使用马尔可夫模型还是决策树模型时,这些因素同样重要。一个高质量的经济学评价模型应当具备以下条件:模型中应当使用最合适的、高质量的临床数据;模型应当反映当前临床实践的真实情况;模型应当使用适当的对照组及研究时限;模型需具有效度、透明度且可重复;模型应探索不确定性,并且易于解释。

在决定使用成本效果分析之后,需要确定模型的类型。马尔可夫模型适用于以下情况:健康事件随时间的推移重复发生,或事件对健康产生较长期的影响;治疗效果在初始治疗后迅速消失,或继续保持其早期水平[①];不同健康事件的风险不取决于患者既往史(无记忆假设)。决策树的局限性在于,它们只能捕捉某个时间点上发生的事情,因此没有明确的时间推移。与大多数决策树不同,马尔可夫模型可将时间推移纳入模型。

---

① 译者注:治疗效果迅速消失代表需要反复长期给药,保持其早期水平代表治疗效果变化不大。

然而,决策树模型很适合考虑短时间的健康状况。如果希望针对一种定期发作、需要住院治疗的疾病进行建模,如偏头痛,就可以使用图 5-1 所示的决策树模型(具体可回看第 3 章)。

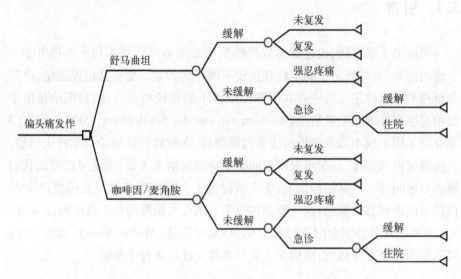

图 5-1　决策树:比较舒马曲坦与咖啡因/麦角胺治疗偏头痛发作(Evans et al. , 1997)

但是,当决策模型变得非常复杂,即当决策树的分支变多时,我们还可以选择什么模型? 即便我们仅有三种可能的结局,那么在第一次疾病发作结束后有 3 个节点,第二次疾病发作结束时有 9 个,倘若使用决策树,第十个周期结束时,将存在 59 049 个节点! 马尔可夫模型的结构解决了这个问题,因为在该模型中,个体可以向前或向后转换健康状态(forwards or backwards transitions);而决策树是单向的,模型中个体的健康状态只能从左向右转变。

需要注意的是,尽管马尔可夫模型与决策树模型不同,但建模之前的思考过程和规划是相同的。我们需要构建决策问题,即我们想研究的问题。这个问题应该包括至少两种干预方案、成本和至少一种作为报销决策依据的产出,同时,研究角度和目标人群也应当被明确。此外,必须对研究的疾病的临床特点有较深入的了解。在这些事情考虑清楚之后,就可以开始构建模型。

5.3　健康状态

鉴于马尔可夫模型是围绕健康状态和它们之间的转归而构建的,健康状态的临床特点在设计马尔可夫模型时尤为重要。在马尔可夫模型中,健康状况被分成不同类别或状态。这些类别或健康状态必须互斥且能覆盖模型中的所有人群(每个人在任何时间点都必须符合某一类健康状态)。个体在同一时间只能处于一种状态,并将在特定或固定的时间段内保持这种状态,而这段时间被称为一个周期。在每个周期结束时,患者可以保持同一种健康状态,或转变至另一种健康状态。

设想一个非常简单的包括三种健康状态(健康、疾病和死亡)的模型。我们可以用影响图(influence diagrams)①的形式显示健康状态和它们之间的转归。模型如图 5-2 所示。

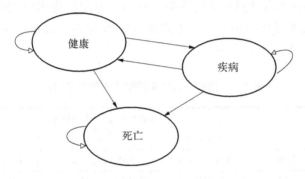

图 5-2　简单的马尔可夫模型

可以看到,这三种健康状态是互斥的。模型中,患者只可能处于健康、疾病或死亡。模型中的个体在每个时段或周期结束时沿箭头移动。例如,如果起始健康状态良好,则可以转变为疾病状态、死亡状态,或保持良好的健康状态。同样,可以从患病状态转变为健康或死亡状态,抑或保持疾病状态。一旦死亡,就不能转变到任何其他状态,只能一直保持死亡状态!

虽然模型结构图一般不用来计算,但它们非常实用。它们为了解研究中的健康状态的转归路径和潜在影响提供了重要的视觉信息来源。我们可以通过连接不同状态的箭头看到人们如何在不同健康状态之间转移。然而,在了解了患者的潜在病程之后,就需要更多的信息,但这些信息不是这种结构图所能提供的。在考虑患者的病程时,需要考虑随访时长,即患者在每个状态会保持多长时间,以及每个状态下的成本和产出是什么。

---

① 译者注:一般我们称这种图为气泡图(bubble diagram),以和决策树中的树形结构图进行区分。

5.4 转移概率

让我们思考模型结构图中箭头所代表的状态之间的转归。一个身体健康的人发生模型中的特定疾病,即从健康状态转移至疾病状态的可能性有多大?在回答这个问题时,我们需要知道人们在两个状态之间转移的概率——这被称为转移概率。转移概率是马尔可夫模型的一个关键要素;转移概率可以预测人们怎样从一种健康状态转移到另一种健康状态。假设在 t 时期开始时健康状态良好,在这段时期结束时发生疾病的概率可表示为 $P(\text{Disease}_{t+1} \mid \text{Well}_t)$。转移概率可以和相关的箭头一起写在模型结构图中(紧靠表示患者转移路径的箭头线),但更常见的方式是以转移矩阵(transition matrix)的形式呈现。表5-1中展示了一个案例。

表5-1　简单马尔可夫模型的转移概率(1)

		t 时期结束($t+1$ 时期开始)		
		健康	疾病	死亡
	健康	$P(\text{Well}_{t+1} \mid \text{Well}_t)$	$P(\text{Disease}_{t+1} \mid \text{Well}_t)$	$P(\text{Dead}_{t+1} \mid \text{Well}_t)$
t 时期开始	疾病	$P(\text{Well}_{t+1} \mid \text{Disease}_t)$	$P(\text{Disease}_{t+1} \mid \text{Disease}_t)$	$P(\text{Dead}_{t+1} \mid \text{Disease}_t)$
	死亡	$P(\text{Well}_{t+1} \mid \text{Dead}_t)$①	$P(\text{Disease}_{t+1} \mid \text{Dead}_t)$	$P(\text{Dead}_{t+1} \mid \text{Dead}_t)$

转移矩阵是一种将条件概率结合起来的方式。考虑健康状态之间转移,我们可以思考 $P(\text{Well}_{t+1} \mid \text{Dead}_t)$ 的转移概率是什么?很简单,它的转移概率总是为零。如果一个人在时间段1的状态是死亡,那么他在下一个时间段就不能转移到健康状态。表5-2给出了转移概率。你可以从矩阵中看到,每一行之和为1。

表5-2　简单马尔可夫模型的转移概率(2)

		t 时期结束($t+1$ 时期开始)		
		健康	疾病	死亡
	健康	0.7	0.2	0.1
t 时期开始	疾病	0.1	0.6	0.3
	死亡	0	0	1

---

① 译者注:实际上死亡不可能再转移为其他状态(即吸收态),$P(\text{Well}_{t+1} \mid \text{Dead}_t)$、$P(\text{Disease}_{t+1} \mid \text{Dead}_t)$ 只是理论存在,且数值为0。

马尔可夫假设每次都使用相同的转移矩阵;然而,这一假设比较宽松,允许存在随时间变化的转移概率。马尔可夫模型可以允许转移矩阵变化;转移概率可以随时间变化,但同一时刻的转移概率应用于整体人群。

5.5 马尔可夫迹

在研究了使用转移概率估计人们在健康状态之间转移或维持当前健康状态的可能性后,现在可以继续思考人们在每个状态下停留多长时间,以及需要跟踪多长时间。

转移矩阵是非常机械的。应用转移矩阵,每个时期或周期都在不断重复,每次模型(队列)中的人都转移至另一个时间段。马尔可夫迹可以捕捉每个时间段内每个不同健康状态的人数或比例,以及随时间的变化。马尔可夫迹使用转移概率来计算组间的转变。使用之前的例子(表5−2),设想从时间段1开始,有100人处于健康状态,没有人处于疾病或死亡状态。在 $T=1$ 时期开始时,有70人保持健康,20人发生疾病,10人死亡。在下一个时期($T=2$)开始时,处于健康状态的70人中,有49人保持健康,14人发生疾病,7人死亡。发生疾病的20人中,2人恢复以往良好的健康状态,12人保持疾病状态,6人死亡。这意味着,在 $T=2$ 时期时,51人健康状况良好,26人处于疾病状态,23人死亡。这种情况在模型的时间范围内不断重复。表5−3描述了前6个时间段的转移情况。可以看到,在第5个时间段,队列中超过50%的人口死亡。图5−3展现了表5−3的马尔可夫迹。

表5−3 简单马尔可夫模型的马尔可夫迹(2)

	健康(%)	疾病(%)	死亡(%)
$T=0$	100	0	0
$T=1$	70	20	10
$T=2$	51	26	23
$T=3$	38.9	25.3	35.9
$T=4$	29.39	23.14	47.47
$T=5$	22.887	19.762	57.351

马尔可夫迹的图形描述可以变得很复杂。图5−4显示了一个模型的马尔可夫迹,该模型在一个治疗臂中有6个状态,超过500个周期。

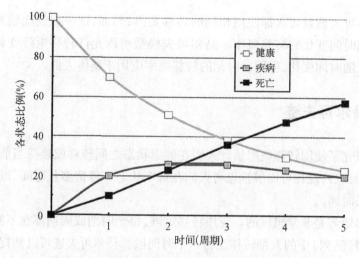

图 5-3　图形描述：简单马尔可夫模型的马尔可夫迹

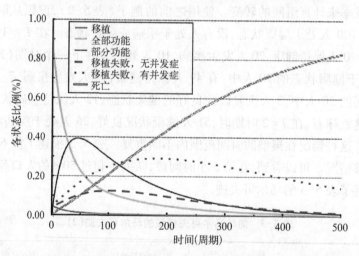

图 5-4　图形描述：复杂马尔可夫模型的马尔可夫迹

5.6　周期长度、时间范围和贴现

虽然我们已经看到患者是如何随时间推移转移到不同状态，但我们如何决定每个时期或周期有多长时间？周期的长度受到不同因素的影响。周期长度是指人们保持一种状态的最短时间（队列中所有的成员将保持模型开始时的状态至少一个周期）。因此，可以将人们在一种状态经历的最短的时间确定为周期长度，这通常被看作一个特定事件具有临床意义的最小的时间长度。

有时可以将事件结合起来,例如,住院期间的事件可能会被组合在一起,而不是单独列出的。周期长度通常在分析上并不重要,但它与工作量紧密相关。对一系列短的、定义明确的周期进行建模,要比计算一个长的(而且可能是混乱的)周期中发生的事情要容易。一般来说,周期长短对检索健康状态对应的成本和效用的难度影响不大。

在之前的例子中,我们看到了马尔可夫迹是如何使用转移概率来计算组间转移的。然而,转移概率部分取决于周期长度。我们可以用一个简单的马尔可夫模型来证明这一点(图 5-5)。

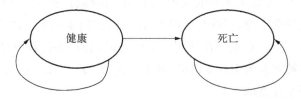

图 5-5　简单马尔可夫模型

假设马尔可夫模型只有两种健康状态,即健康和死亡。如果 1 年内死亡的可能性是 25%,并且相应的周期长度为 1 年,那么从健康状态良好到死亡的概率是 $P(\text{Dead}_{t+1} | \text{Well}_t) = 0.25$。但是如果周期长度只有 6 个月,那么在周期 1 中死亡的概率就不是人们预期的 0.125。这似乎有悖常理,因为概率(probability)不能按时间划分,而率(rate)可以这样划分。我们需要将 1 年的概率转换为 1 年的率,将其除以 2 得到 6 个月的率,然后再将其转换为 6 个月的概率。

假设风险不变,我们需要的公式是:$r = -\dfrac{1}{t}\ln(1-p)$ 和 $p = 1 - e^{-rt}$,其中 r 是率,p 是概率。

在这个例子中,12 个月的概率是 0.25:

以月为单位的率是 $-1/12 \times \ln(1-0.25) = 0.023\,97$

6 个月的概率是 $1 - e^{-0.023\,97 \times 6} = 0.134$

练习 5.1 假设风险恒定,如果周期长度为 1 个月,则 12 个月的概率为 50%,求每个周期的概率(译者注:计算公式如下)。

$$P_{1m} = 1 - \exp\left(-\frac{\mathrm{LN}(1 - P_{12m})}{12}\right)$$

　　与周期长度相关的是模拟整个过程的时间范围,即模拟时限。时间范围是模型运行的总时间。时间范围的长度取决于模型何时停止产生相关的成本或效用,它应该足够长以捕捉干预方案和对照组之间成本和产出有意义的差异(CADTH, 2006; NICE, 2013)。一般来说,终身时限是默认值,也最适用于大多数慢性疾病。在实际研究中,可能会由于各种原因而使用较短的时间范围:可能是因为不再产生成本和效用,可能因为需要符合决策者的要求,亦有可能是由于长期的证据有限,决策者选择了一个较短的时间跨度。在后一种情况下需要注意,这必须是决策者的判断,而不是研究者的判断。马尔可夫模型没有自然终点,考虑 5.5 节的简单例子,随着时间的推移,处于健康和疾病状态的人的比例会下降,尽管会变得非常小,但它们永远不会达到零。马尔可夫模型需要有一个停止点。在使用终生作为时间范围时,模型队列中人群的最高年龄通常被限制为 100 岁(即队列中不包括 100 岁以上的人)——尽管年龄范围的选择是任意的。

　　关于队列中的个人在模型中的起始情况,通常模型会确定一个状态为"起始状态"。起始状态取决于决策问题。假如考虑一个用以预防医院获得性感染的干预方案的模型。这个模型中人群的起始状态可能是"无感染"。偶尔可能会"发明"一个状态来代表起始状态,或者可能有一个以上的起始状态。回顾之前的模型,它包括三种健康状态:健康、疾病和死亡。我们之前假设所有纳入模型的人都是健康的,但事实上有些人可能已经患有疾病。在这种情况下,马尔可夫迹可能看起来更像表 5-4。

表 5-4　具有多个起始状态的简单马尔可夫模型的马尔可夫迹

	健康状态良好(%)	疾病(%)	死亡(%)
T = 0	60	40	0
T = 1	46	36	18
T = 2	35.8	30.8	33.4
T = 3	28.14	25.64	46.22

　　马尔可夫模型需要考虑的一个看起来微不足道但很重要的问题是,事件在一个周期中的什么时候发生? 假设它们都在周期的开始或结束时发生是没有任何意义的。更为可信的是假设它们在整个周期内均匀地或至少对称地分布。如果你认为这是合理的,那么平均来讲,这些事件会在周期的一半左右发

生。然而,在离散状态模型,如马尔可夫模型中,每个状态下的所有患者都会在每个周期内累积全部费用和健康状况。这意味着马尔可夫迹的成本和产出将夸大模型所基于的连续过程。对于该问题,一个简单而容易实现的解决方案是将患者人为转移半个周期,这样,每个周期中归属于每个状态的成本和产出是基于当前周期处于该状态人群的一半和下一个周期处于该状态人群的一半。这一校正的实施是非常简单的。在计算总成本和产出时,用起始周期结果的 50% 和最后周期结果的 50% 的总和来代替第一时期的结果。Naimark 等对半周期修正背后的思考以及它如何产生预期的效果进行了出色的、易于理解的探索[1]。

最后,在考虑时间范围时,还需要考虑贴现因素,因为成本和效益的价值取决于它们本身的价值和发生时间。一致的成本价值可以通过使用调整后同一货币/年份的成本来计算。就其发生时间而言,如果成本和效益发生在更远的未来,其价值就会减少[2]。我们可以使用下面的公式来获得贴现因子:

$$1/(1 + r)^n$$

其中 r 是贴现率,n 是距今的年数。表 5-5 是一个假设 $r=5\%$ 的案例。

表 5-5　贴现因子

时间(年)	计算	贴现因子
0	$1/(1 + 0.05)^0$	1
1	$1/(1 + 0.05)^1$	0.952 4
2	$1/(1 + 0.05)^2$	0.907 0
3	$1/(1 + 0.05)^3$	0.863 8
4	$1/(1 + 0.05)^4$	0.822 7

贴现率的选择可以由国家指南决定。CADTH 指南建议对成本和健康产出采用每年 5% 的贴现率(CADTH, 2006),而在英国,NICE 建议对两者使用每年 3.5% 的贴现率。当然,NICE 也建议,在长周期(>30 年)内,可以考虑使用 1.5% 的贴现率来进行敏感性分析。同样,CADTH 也建议使用 0% 的贴现率进

①　译者注:本文所述为最常用的校正法,对于不同校正法的介绍可进一步阅读文献:沃田,陈磊,席晓宇,2020. 药物经济学评价中 Markov 模型的周期内校正方法探讨. 中国药房,31(8):5。

②　译者注:国内部分研究者混淆了贴现(discounting)和通胀(inflation)的概念,贴现的理论基础是行为经济学,即理性人应该尽可能在现在享受好东西,如效用。

行敏感性分析来显示贴现的影响(CADTH, 2006)。在没有专门国家指南的情况下,惯例是使用与现有文献一致的贴现率,这样可以在不同研究之间进行比较。至于贴现率的选择应遵循哪些原则,以及成本和产出是否应使用相同贴现率,这一问题超出了本书的范围,但建议感兴趣的读者查阅 Claxton 等的文章。

5.7　小结

(1) 马尔可夫模型在以下情况下最为适用:健康事件随着时间的推移而重复发生,或对健康有较长期的影响;治疗的效果在最初的治疗后迅速停止,或继续保持其早期水平;不同健康事件的风险不取决于患者的既往史。

(2) 鉴于马尔可夫模型是围绕着健康状态和它们之间的转变而构建的,因此临床路径是马尔可夫模型的基础。模型结构图是模型可视化的一个好方法。

(3) 转移概率预测人们从一种健康状态转移到另一种健康状态的可能性。

(4) 马尔可夫迹捕捉到随时间的推移,每个健康状态下的人数或比例。马尔可夫迹使用转移概率来计算模型中各健康状态之间人群的变化。

(5) 周期长度是人们保持在一种健康状态的最短时间,通常代表独立事件的最小的有临床意义的周期。

(6) 时间范围是我们模拟的总时间,其选择基于模型的相关成本或产出何时停止。

(7) 对于跟踪一个队列的时间范围大于 1 年的模型,应进行贴现。

第 5 章参考文献

第 6 章

有效性参数的概率分布

当构建成本效果分析的决策模型时,需要在模型中模拟患者的临床诊疗路径。当患者在模型中的不同健康状态间"转换"时,他们将经历不同的临床事件。在现实生活中,主要在临床研究中记录临床事件,并将其报告为健康产出。这些健康产出在模型中由有效性参数来表示。在本章中,我们将考虑如何将这些参数纳入模型中,并考虑其参数不确定性。

6.1　引言

模型中不同干预方案的有效性参数是任何一个 CEM 的核心。本章将考虑如何将这些参数纳入模型中,并考虑其参数不确定性。本章所涉及的内容将为未来希望从事这一领域工作的学生奠定坚实的基础。当然,还有一些更高级的方法,但那些方法已然超出了本章的范围,特别是关于如何利用更加高阶的证据合成方法,来获得有效性相关的证据,如网络荟萃分析(network meta-analysis, NMA)[①]。我们鼓励研究者使用这些方法进行更深入的研究和(或)与受过适当高阶培训的其他研究者开展合作。

本章涉及的有效性参数主要包括横截面(cross-sectional)和时间-事件(time-to-event)的风险数据。我们介绍了一系列用于描述概率、相对风险(relative risk, RR)和时间-事件有效性信息的分布。6.2 节和 6.3 节提供了背景信息,阐述了我们对有效性参数的含义的理解,以及如何拟合分布。6.4 ~ 6.7 节考虑了特定类型的数据和分布组合。6.8 节简要地介绍了参数之间的相关性问题。本章最后对关键点进行了总结。

6.2　什么是有效性参数?

当构建一个成本效果分析决策模型时,需要在模型中模拟患者的临床诊疗路径。当患者在模型中的不同健康状态间转换时,他们将经历不同的临床事件。在现实生活中,主要在临床研究中记录临床事件,并将其报告为健康产出。这些健康产出在模型中由有效性参数来表示。

我们可以考虑某一组患者的健康产出。在这里,我们将不同事件表示为一段时间内的事件发生率,或者在离散时间马尔可夫模型(discrete-time Markov model)的情况下,表示为固定时间内某个事件的发生概率。正是这些概率参数构成了转移矩阵中的转移概率。

我们也可能会需要考虑两组或更多的患者之间健康产出的差异。在这种

[①]　译者注:其他证据合成方法主要使用非头对头(head-to-to)比较,包括各类间接比较方法等,详情可见 NICE Decision Support Unit Technical Support Document 18 Methods for population-adjusted indirect comparisons in submissions to NICE,网址为 https://nicedsu.sites.sheffield.ac.uk/tsds/population-adjusted-indirect-comparisons-maic-and-stc。

情况下,可以简单地考虑每组患者发生不同事件的概率。但通常更有用或是在分析上更有说服力的做法是将组间产出的比较结果以一个特定的参数来表示。在这种情况下,需要考虑的是相对有效性,而不是绝对有效性。我们需要考虑相对风险及相关的概念,如比值比(odds ratio, OR)或风险比(hazard ratio, HR),本章将讲述上述的这些概念。

在前几章中,你已经了解了进行 PSA 的重要性。使用蒙特卡罗模拟(Monte Carlo simulation)进行 PSA 需要从一个给定均值和方差的概率分布中随机抽取数值。本章的其余部分将介绍如何通过该方式表示有效性参数。

获取与有效性相关的信息

理想情况下,我们总是能直接观察到相关患者群体中我们感兴趣的健康产出,然后作为模型相关参数来使用。而在 PSA 中,我们可以直接从这些数据中抽样,或从一个与这些数据的分布非常吻合的数学分布中,使用统计软件来进行抽样。

很多时候,在进行基于模型的经济学评价时,没有一个统一的数据集来获取所有参数的数值。在这种情况下,我们必须通过其他方式来定义参数的分布。最常见的情况是可以从已发表的文献中寻找信息(见第 2 章)。而信息来源则包括已发表的单独的临床研究或基于多项研究开展的系统综述(systematic review)和荟萃分析(meta-analysis)。证据合成(evidence synthesis)的方法超出了本书的讨论范围。如果你感兴趣,Welton 等(2014)对这一领域进行了很好的介绍。

当从已发表的文献中寻找可以用作模型参数的信息时,建模者往往面临着不完整或不充分的信息来拟合特定的数学分布。尽管如此,只要包括一些关键的信息,通常还是可以估计出概率分布的情况。随着相关科学研究的报告标准越来越多地被高质量的期刊所采用,这项任务会变得更加容易。

6.3　为有效性参数选择分布

为某个参数分配一个概率分布的第一步,就是选择适当的分布类型。其中至关重要的一个考量因素是在数据拟合的准确性和简易性之间获得完美平衡。拟合的准确性将提高模型的精确性,而简易性将防止用户的计算错误,并有助于开展同行评议(peer review),提高可重复性和计算的可行性。理论上而言,我们有无限多的数学分布可以选择。而一个特定的分布是由一个或多个分布参数来进行描述的(这里与我们所说的模型参数是两个概念)。定义一个分布的参数越多,该分布就越灵活,那么潜在的拟合度也就越好。

每个分布都有其独有的特征。建模者面临的挑战是如何将这些特征与模型参数的属性相匹配。正态分布(normal distribution)是一个简单且所熟知的分布,由中心极限定理(central limit theorem)所证明。然而,在蒙特卡罗抽样(Monte Carlo sampling)的过程中,使用正态分布可能会产生某些不恰当的参数值。其中,概率相关的参数就是一个很好的例子。因为概率的取值在 0 到 1 之间(而正态分布的取值可能超出这个范围)。同样地,RR 的取值应该至少大于 0,而使用正态分布可能会生成小于 0 的 RR 值。这种情况在正态分布的方差较大或均值非常接近参数的上/下界的情形下非常常见。因此,虽然有许多参数分布可供选择,用于决策分析的 CEM 只使用了其中的一小部分。详见方框 6-1。

方框 6-1   决策分析模型中常用的参数分布

分布	定义分布的参数	应用情形
正态分布(normal distribution)	均值 μ,标准差 σ	效果,效用
Beta 分布	α, β	效果,效用
狄利克雷分布(Dirichlet distribution)	α, β	效果
Gamma 分布	α, β	成本,效用
对数正态分布(lognormal distribution)	均值 μ,标准差 σ	成本,效果
韦布尔分布(Weibull distribution)	λ, k	效果
冈珀茨分布(Gompertz distribution)	γ, λ	效果
指数分布(exponential distribution)	λ	效果

参数分布的拟合

通常可以用多种方法来拟合分布。让我们举一个简单的例子来说明如何用正态分布拟合某一个概率参数(0 到 1 之间)的分布。通常,文献会报告一个带有 95% 置信区间(95% confidence interval,95% CI)的平均值。但在 Excel

或其他软件包中确定某个分布所需要的参数是均值和标准差。例如,假如文献中报告某个参数的均值为 0.65,95% CI 为 0.415~0.885。那么从正态分布的概率密度函数(probability density function)中我们知道,95% CI 跨越了 3.92 个标准差(2×1.96)。因此标准差等于(0.885−0.415)/3.92,亦即 0.12。

为了检查你是否理解了这一点,请计算一个服从正态分布的参数的平均值和标准差,已知该参数的 95% CI 为 1.514~2.423。答案见脚注①。

正态分布(图 6-1)由两个参数定义:平均值/中位数/众数 = μ,方差 = σ^2。这些参数被称为分布的矩(moment)。任何分布都可以通过它的矩来定义。同时,要想将某个模型的参数拟合到某个分布,从而进行随机抽样,需要通过计算而得知模型的矩。而对于这种方法,我们将其称为矩估计法(method of moment)。

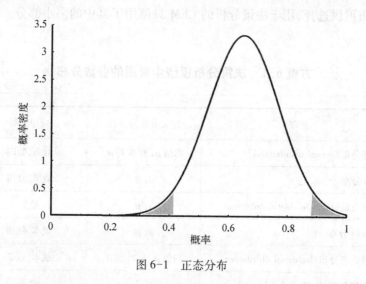

图 6-1　正态分布

6.4　用于概率的 Beta 分布

尽管中心极限定理将正态分布作为任何参数的候选分布,但当正态分布的属性与特定参数属性不一致时,会出现一些问题。概率参数就是一个很好的例子。因为概率的取值范围在 0 和 1 之间。而从图 6-2 中可以看出,用来拟合该概率参数的正态分布的随机抽样值可能高于 1。这将导致进行蒙特卡

---

① 答案:2.423−1.514=0.909;SD(δ)= 0.909/3.92=0.232;均值(μ)= 1.514+(1.96×0.232)= 1.969。

罗模拟时产生大于 1 的罕见随机数。虽然可以通过截断数据来处理这样的情况①,但更好的解决方案是选择一个与该参数的特征相吻合的其他分布作为替代。

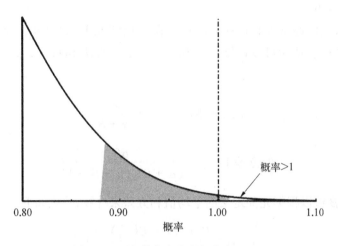

图 6-2　正态分布会出现概率大于 1.0

　　Beta 分布则提供了一个很好的解决方案。它是一个单峰(unimodal)的分布,可能的取值恰好在 0 和 1 之间,因此符合我们对概率参数的要求。我们用两个参数来定义一个 Beta 分布,它们分别为 α 和 β。一些 Beta 分布的例子见图 6-3。

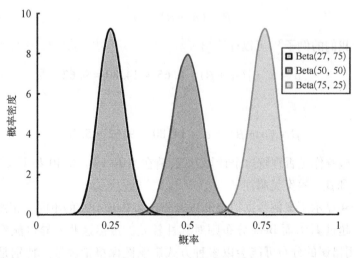

图 6-3　Beta 分布示例

――――――――――――

① 译者注:这里截断是指人为控制选择正态分布中生成的随机数的取值范围。

在一个已知总量的群体中,如果观察到的某个事件的发生数量也被报告时,拟合 Beta 分布会特别容易。例如,在一个群体中,如果有 5 个患者死亡而 1 426 名患者仍然活着,那么代表死亡概率的 Beta 分布可以简单地定义为 $\alpha = 5$ 和 $\beta = 1\,426$。

然而,我们通常没有这样的信息。在这种情况下,如果知道这个分布的平均值和方差,依然可以计算出 α 和 β。假如 x 服从 Beta(α, β) 分布,我们知道

$$x \text{ 的期望值 } E[x] = \frac{\alpha}{\alpha + \beta}$$

$$x \text{ 的方差 } V[x] = \frac{\alpha\beta}{(\alpha + \beta)^2(\alpha + \beta + 1)}$$

那么 α 和 β 可以根据先前定义的平均值和方差来计算,公式如下

$$\alpha + \beta = \frac{E[x](1 - E[x])}{s^2} - 1$$

其中 s 是样本的标准差。然后可得

$$\alpha = E[x](\alpha + \beta)$$

且

$$\beta = (\alpha + \beta) - \alpha$$

对于我们的例子[①],可以计算出

$$\alpha = E[x](\alpha + \beta) = 0.65 \times 14.80 = 9.62$$

且

$$\beta = (\alpha + \beta) - \alpha = 14.80 - 9.62 = 5.18$$

为了检查你是否理解这个计算方式,请在当 $E[x] = 0.40$ 和 $V[x] = 0.04$ 时计算 α 和 β。答案见脚注[②]。

图 6-4 显示了案例数据拟合的正态分布和 Beta 分布的不同。正态分布的取值可能超过 1.0,而 Beta 分布则对称性较差。虽然这些差异可能看起来很小,但使用错误的分布可能会以多种方式影响医保报销决策。特别是当使用

[①] 译者注:此例子为 6.3.1 节中的例子。
[②] Beta 分布计算的答案:$0.4 \times 0.6 = 0.024$;$0.24/0.04 = 6$,$\alpha + \beta = 5$,$\alpha = 2$,$\beta = 3$。

一个包含不可能数值的分布时,这会受到医保决策者的质疑,同时将受到反对该决定的患者和药企的质疑。即使该错误没有被注意到,模型参数之间的潜在的相关性都意味着这可能会产生"乘数效应"[1],从而影响对于成本和产出的估计。当新技术与替代技术的价值差异较小时(通常都是这样),这种错误实际上可能会改变决策的方向。

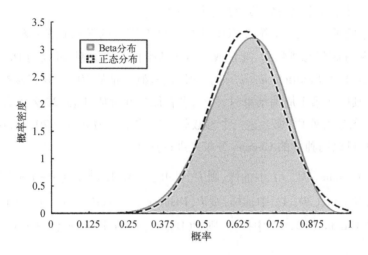

图 6-4　均值为 0.65,标准差为 0.12 的 Beta 分布与正态分布的重叠图

6.5　用于多项概率的狄利克雷分布

虽然 Beta 分布可以用于拟合概率参数,但它只能用于二项式概率。在模型中,经常需要对多项参数的分布进行拟合。例如,马尔可夫模型中从一个健康状态转移到两个或多个其他状态的概率。狄利克雷分布(Dirichlet distribution)是 Beta 分布的多变量泛化。在用于估计概率的计数可获得的情况下(如 6.4 节提到的"5 个患者死亡而 1 426 名患者仍然活着"这样的计数),它很容易拟合;与 Beta 分布一样,Dirichlet 分布的参数的取值可以从观察到的事件数获得。

包括 Excel 在内的许多软件,都缺乏 Dirichlet 函数的相关设定。一种解决方案是使用多级 Beta 分布(sequential Beta distribution),但这需要人为操作干预,且缺乏计算效率。一种首选的实现方法是使用独立的单参数 Gamma 分

---

① 译者注:也就是说这个细节会间接导致其他与之相关的模型参数甚至是最终结果的显著改变。

布。Gamma 分布在关于成本参数分布的章节中有详细描述。在 Excel 中，Gamma 分布由两个参数（α 和 β）来定义，在 Excel 中，使用函数 = Gamma. Inv（Rand( ), α, β）进行随机抽取。为了从 Dirichlet 分布中进行随机抽样，我们将 β 参数设置为 1，而 α 参数的值为观察到的事件的数量。然后，通过将相应概率的抽样结果除以分布中所有结果的抽样结果之和，就可以得出每一个刚才提到的从某个健康状态转移到其他状态的概率[①]。

举个例子，回顾一下第 5 章中的马尔可夫模型的转移矩阵（表 5-1 和表 5-2）。从健康状态到疾病、死亡或停留在健康状态的概率，可以用 Dirichlet 分布来表示，也就是 dirich(u, v, w)。如果这些概率是从 100 个观察样本中估计出来的，其中在第 1 周期结束时，70 名患者保持在健康状态，20 名患者发展为疾病，10 名患者死亡，那么这三个参数就可以被定义为 dirich(70, 20, 10)。在 Excel 中，可以用独立的 Gamma 分布来进行抽样：

u 从 Gamma(70, 1) 中抽样，则 $P(\text{Well}_{t+1} \mid \text{Well}_t) = u/(u + v + w)$

v 从 Gamma(20, 1) 中抽样，则 $P(\text{Disease}_{t+1} \mid \text{Well}_t) = v/(u + v + w)$

w 从 Gamma(10, 1) 中抽样，则 $P(\text{Dead}_{t+1} \mid \text{Well}_t) = w/(u + v + w)$

6.6 用于对数相对风险的正态分布

在建立了一个代表对照组的模型后，需要建立一个代表干预组的模型，以便对这两个版本模型进行比较，来提供一个增量分析（incremental analysis）。让我们再次考虑第 5 章中的三状态马尔可夫模型。如果我们感兴趣的新干预方案的治疗有效性是能够降低从健康状态转到疾病状态的概率，也就是降低 $P(\text{Disease}_{t+1} \mid \text{Well}_t)$，那么表示这个治疗有效性的一个方法可能是简单地定义一个单独的新的概率。然而，在许多情况下，最好是在模型的两个版本中保持基线相同，然后在包含新干预方案的模型中应用 RR 值来对 $P(\text{Disease}_{t+1} \mid \text{Well}_t)$ 进行调整。新干预模型的转移矩阵如表 6-1 所示。

将 RR 以符合正态分布的对数形式纳入模型，在数学上讲是一致且连贯的。那么在从对数相对风险中随机抽出一个随机数后，在与基线概率，也就是 $P(\text{Disease}_{t+1} \mid \text{Well}_t)$ 相乘之前，就需要对结果进行指数化处理，将其转化为 RR。

---

① 译者注：如何具体设置 Dirichlet 分布将在第 10 章中具体介绍。

表6-1　考虑新干预方案的治疗有效性之后的简单马尔可夫模型的转移概率矩阵

		t 时期结束（$t+1$ 时期开始）		
		Well	Disease	Dead
t 时期开始	Well	$1 - P(\text{Disease}_{t+1} \mid \text{Well}_t) \times \text{RR} - P(\text{Dead}_{t+1} \mid \text{Well}_t)$	$P(\text{Disease}_{t+1} \mid \text{Well}_t) \times \text{RR}$	$P(\text{Dead}_{t+1} \mid \text{Well}_t)$
	Disease	$P(\text{Well}_{t+1} \mid \text{Disease}_t)$	$P(\text{Disease}_{t+1} \mid \text{Disease}_t)$	$P(\text{Dead}_{t+1} \mid \text{Disease}_t)$
	Dead	$P(\text{Well}_{t+1} \mid \text{Dead}_t)$	$P(\text{Disease}_{t+1} \mid \text{Dead}_t)$	$P(\text{Dead}_{t+1} \mid \text{Dead}_t)$

如果效应值（effect size）是由回归或多参数模型得出的线性预测值表示的，就有必要考虑到这些参数之间的相关性（见第8章）。

通常情况下，有效性估计会被报告为 OR。这在使用 Logistics 回归来调整协变量的情况下很常见。为了在我们的转移矩阵中应用效应值，需要将 OR 值转换为 RR 值。在已知基线事件概率（P_0）的情况下，

$$\text{RR} = \frac{\text{OR}}{1 - P_0 + (P_0 \times \text{OR})}$$

其中，RR 为相对危险度（relative risk），OR 为比值比（odds ratio），P_0 为基线事件概率。

6.7　对于时间-事件数据的生存分析

马尔可夫模型中的转移概率代表了一个事件在一段时间内发生的概率。这段时间的长短由模型的周期的长度决定。这个事件可以是死亡，也可以是在我们的模型中导致健康状态之间的转换或产生费用的任何其他事件。概率是对于事件发生的风险（risk）或"危险程度（hazard）"的离散表示。风险可能是恒定的，也可能随时间上升或下降。如果风险随时间而变化，那么模型中的连续转移概率将是不同的，不能简单地用一个独立的概率参数来代表。

如果想在我们的马尔可夫模型中描述不断变化的风险——正确的说法是半马尔可夫（semi-Markov）或修正的马尔可夫（modified Markov）模型——那么就有必要用一个函数来描述，其被称为风险函数（hazard function），用 $h(t)$ 表示。随着时间的推移和风险的积累，我们可以定义累积风险函数（cumulative hazard function），用 $H(t)$ 表示：

$$H(t) = \int_0^t h(u)\,\mathrm{d}u$$

从累积风险函数衍生出来的是生存函数（survival function），它描述了事件随时间发生的情况，并可在其基础上绘制在文献中看到的熟悉的生存曲线（survival curves）。

$$S(t) = \mathrm{e}^{-H(t)}$$

我们的马尔可夫模型所需要的转移概率就来自生存函数。一个转移概率，或者说一个事件在一个模型周期内发生的概率，就是生存率在该周期内的下降比例：

$$
\begin{aligned}
p(t) &= 1 - \frac{S(t)}{S(t-1)} \\
&= 1 - \mathrm{e}^{H(t-1)-H(t)}
\end{aligned}
$$

值得注意的是，这里描述的函数可以使用封闭式公式（参数化）来定义，也可以使用如 Kaplan-Meier，亦称乘积极限法（product limit method）的非参数化方法直接根据观测数据来定义。虽然生存数据可以直接纳入模型中，但本章的重点在于参数化方法的使用。当研究者能够获得原始数据时，用来拟合该数据的参数分布的平均数和标准差可以通过使用标准统计软件包（Latimer，2011）来获取。当从已发表的分析报告中估计 λ 时，如果不能获得患者个体层级的数据（patient-level data），可以使用数字化抠点技术来重构患者个体数据（individual patient data，IPD）[1]。

6.7.1　指数分布

指数分布（exponential distribution）（或正确地说是负指数分布）假定风险率不随时间变化而改变。这意味着转移概率在不同周期之间相等。与简单的概率参数相比，它的使用有诸多优点，特别是需要对协变量进行调整时。

指数分布的生存函数为

$$S(t) = \mathrm{e}^{-\lambda t}$$

---

① 译者注："抠点"的本质是使用已发表的 Kaplan-Meier 曲线去重构 IPD，具体操作方法可参见文献：Guyot P, Ades AE, Ouwens MJ, et al., 2012. Enhanced Secondary Analysis of Survival Data: Reconstructing the Data from Published Kaplan-Meier Survival Curves. BMC Med Res Methodol, 12: 9。

风险函数为

$$h(t) = \lambda$$

其中，$\lambda > 0$ 是唯一的系数。

在 PSA 中，λ 的参数值是从对数正态分布中抽样获得的。如果不能从已发表的文献中获得或推导出患者个体数据，那么 λ 还可以从中位生存(median survival)和置信区间反推获得。

关于标准治疗方案的马尔可夫模型的转移概率是通过以下方法和 λ 进行计算的

$$tp_1 = 1 - e^{-\eta\mu}$$

其中，μ 代表模型周期长度。

如果合适的话，新干预组的转移概率可以作为一个独立的 λ 参数来估计。或者，更多的情况下，需要将基础风险(而不是转移概率)乘以每个周期的 HR 来获得

$$tp_1 = 1 - e^{-\eta\lambda\mu}$$

其中，η 代表 HR。

指数分布的一个重要缺点是风险在无限期内始终保持不变。尽管我们可以指定一个任意的时间点，在这个时间点上，风险会变成零或发生变化，但这必须在确定性敏感性分析(deterministic sensitivity analysis，DSA)中进行测试。分段指数分布(piecemeal exponential distribution)提供了一个有价值的，但尚未被充分使用的解决方案，其中风险率被定义为在不同的时间段内是不同的。这里，对每个时间段的 λ 单独估计。每个时间段都可能有一个拟合的生存模型，包括不确定性和协变量的估计。然而，这种方法将不可避免地受到批评，因为时间段的选择不可避免地存在主观性。因此，测试使用其他时间段选择对结果的影响很重要。

6.7.2　韦布尔分布

韦布尔分布(Weibull distribution)比指数分布更灵活。除了一个尺度(scale)参数 $\lambda > 0$，它还有一个额外的形状(shape)参数 $k>0$，来表示递增、恒定或递减的风险。λ 越大，生存函数下降得越快。k 定义了风险如何随时间变化。当 $k=1$ 时，风险是常数（相当于指数函数）。当 $k>1$ 时，风险随时间增加。当 $k<1$ 时，它随着时间的推移而减少。改变形状参数后不同的 Weibull 分布如图 6-5 所示。

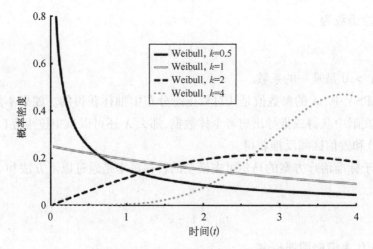

图 6-5　不同形状参数下的 Weibull 分布的概率密度函数

Weibull 分布的生存函数是

$$S(t) = \mathrm{e}^{-(\lambda t)^k}$$

其风险函数是

$$h(t) = \lambda k (\lambda t)^{k-1}$$

6.7.3　冈珀茨分布

冈珀茨分布（Gompertz distribution）最初由 Gompertz 在 1825 年提出，作为人类死亡率的模型。在 20 世纪 60 年代，A. K. Laird 首次成功地用 Gompertz 曲线来拟合肿瘤的生长数据（Laird，1964）。与 Weibull 分布一样，Gompertz 分布有两个参数（形状参数和尺度参数），其风险随时间单调地增加或减少，且 Gompertz 分布有一个内含的等比例风险假设（proportional hazard assumption）。

Gompertz 函数的生存函数是

$$S(t) = \exp\left\{\frac{\lambda}{\gamma}(1 - \mathrm{e}^{\gamma t})\right\}$$

风险函数是

$$h(t) = \lambda \mathrm{e}^{\gamma t}$$

累积风险函数是

$$H(t) = \frac{-\lambda}{\gamma}(1 - e^{\gamma t})$$

当模型周期长度为 μ, 时间为 t 时, 模型周期的转移概率是

$$tp(t, u) = 1 - \exp\left\{\frac{\lambda}{\gamma}(e^{\gamma(t-u)} - e^{\gamma t})\right\}$$

对于新干预方案, 其中 η 是风险比, 这时新干预方案组的转移概率是

$$tp(t, u) = 1 - \exp\left\{\frac{\eta\lambda}{\gamma}(e^{\gamma(t-u)} - e^{\gamma t})\right\}$$

6.7.4　为时间-事件数据选择参数分布类型

选择使用哪种分布的基本原则非常直接, 即选择那个与生存数据拟合最好的分布。让我们来看一个例子。

在图 6-6 和图 6-7 中, 我们探讨了乳腺癌患者远期无病生存（distant disease-free survival）的几个潜在的拟合模型。这些模型是根据 Dent 等（2007）报告的 15 年随访研究的数据来拟合的。可能的分布包括指数分布、Weibull 分布、对数正态分布和 Gompertz 分布。图 6-6 中包含的是通过抠点得到的 Kaplan-Meier 图（Guyot et al., 2012）。通过观察图 6-6, 可以看到 Weibull 分布、指数分布和对数正态分布都大大高估了早期的生存率, 然后又低估了后期的生存率。相比之下, Gompertz 函数与 Kaplan-Meier 曲线非常接近。尽管前三年的生存率被一定程度地低估, 但从第 4 年开始, Gompertz 曲线很好地反映

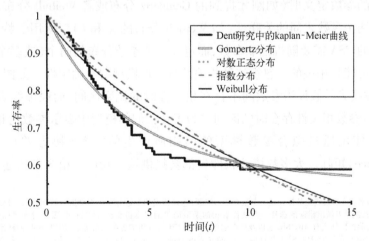

图 6-6　Kaplan-Meier 曲线与拟合的参数分布

了 Kaplan-Meier(卡普兰-梅尔)曲线。因此,冈珀茨函数是最佳的拟合分布①。在没有冈珀茨函数的情况下,指数分布显然是其余选项中最差的,而对数正态分布也同样不理想。这表明了比较一系列备选分布的重要性。图 6-7 显示了与每个模型相关的风险函数的巨大差异(图 6-7)。

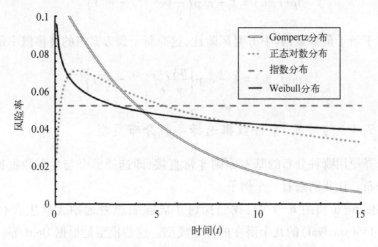

图 6-7 Kaplan-Meier 曲线与拟合的参数分布的风险函数

6.8 生存分析中的参数相关性

值得注意的是,当所选择的用来拟合 Kaplan-Meier 曲线的参数分布由一个以上的参数定义时(如刚才提到的 Gompertz 分布或者 Weibull 分布),需要考虑这两个参数之间的关联性(如 Weibull 分布的 λ 和 k)。使用蒙特卡罗模拟开展的 PSA 需要随机抽取参数,而定义某个参数分布的两个(或多个)参数之间很可能是相关的。忽视这种相关性将增加模型的不确定性。如图 6-8 所示,点虚线表示假设当参数间不存在相关性时的概率区间,而段虚线表示(较窄的)当参数相关性存在时的区间。为了在我们的模型中表示参数的相关性,有必要使用通过拟合参数模型的回归所产生的方差-协方差(variance-covariance)矩阵。大多数统计软件包都会提供这个功能。第 8 章描述了如何

① 译者注:参数模型的拟合是一个很复杂的问题,选择错误的参数分布类型会造成拖尾过长、过度拟合等问题,最终导致决策者做出错误的选择。此处作者用的是最简单的视觉检验法,即"目测"哪种分布最贴近 Kaplan-Meier 曲线,除此以外还有 AIC/BIC 法以及外部数据法。关于生存分析的各类高阶方法,NICE DSU 同样给出了详细的指南,见 NICE DSU TSD14,网址为 https://nicedsu.sites.sheffield.ac.uk/tsds/survival-analysis-tsd 以及 TSD21,网址为 https://www.sheffield.ac.uk/sites/default/files/2022-02/TSD21-Flex-Surv-TSD-21_Final_alt_text.pdf。

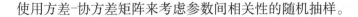

使用方差-协方差矩阵来考虑参数间相关性的随机抽样。

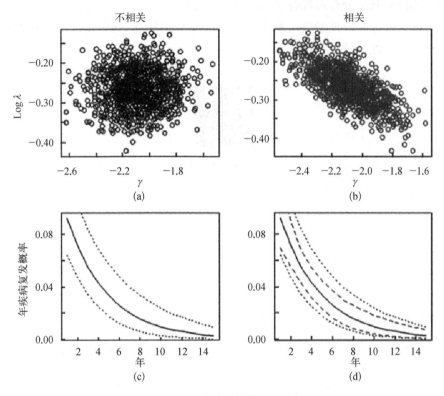

图 6-8　生存函数数据的相关性

　　与不考虑参数相关性相比,考虑 Gompertz 的 λ 和 γ 参数之间的相关性降低了的年疾病复发概率的 95% CI。

6.9　小结

　　(1)选择一个适当的分布来描述有效性参数的特点对于提供可靠的成本效果证据以支持资源分配决策来说,是至关重要的。

　　(2)理想情况下,研究者会用患者个体数据来开展生存分析。然而,事实情况是经常缺乏这样的原始数据。

　　(3)使用正态分布来描述绝对风险参数有很大的弊端。

　　(4)对于分类性的有效性数据,Beta 分布或 Dirichlet 分布通常比较合适。

　　(5)对于时间-事件的有效性数据,我们经常使用指数分布、Weibull 分布和 Gompertz 分布。有时也会选择对数正态分布和一些其他更复杂的分布。分布的选择应基于分布对现有数据的拟合程度[①]。

（6）如果有效性参数由两个或更多的参数来描述，则需要考虑这些参数之间的相关性，详情请参见第 8 章。

第 6 章参考文献

第 7 章

成本和效用参数的概率分布

在分析中,成本参数中的不确定性通常比其他参数更大。因此,合理地描述成本参数的不确定性对于为决策者提供经得起仔细推敲的坚实证据至关重要。同样,效用参数分布应能够反映模型中同质患者群体健康状态的效用期望值的不确定性。第 6 章已经探讨了最常用于描述疗效参数的分布以及疗效参数真实值的不确定性;在本章中,我们将探讨成本效果模型所需的其余两类参数:成本参数和效用参数的分布问题。

7.1 引言

在探讨了最常用于描述疗效参数的分布范围及其真实值的不确定性之后,本章将探讨成本效果模型所需的其余两种类型的参数:成本参数和效用参数的分布问题。7.2 节探讨成本参数的分布,尤其是对数正态分布和 Gamma 分布,并介绍如何拟合每一个分布及说明如何选择合适的分布。7.3 节探讨效用参数的分布,聚焦于正态分布、Beta 分布和 Gamma 分布,同样也介绍如何拟合这些分布以及何时使用它们。我们还将探讨效用数据的属性对概率敏感性分析带来的一些特殊挑战以及针对这些问题的一些实用解决方案。7.4 节总结了本章所涵盖的要点。

7.2 成本参数的分布

决策者通常最关心新技术的成本、使用该技术对使用卫生和社会保障系统其他服务的影响,以及从长远来看该技术是否可以节省成本等问题。而在具体分析中,不确定性也是备受关注的问题,它对于成本估算的影响比其他参数更大。使用来自其他卫生系统的成本数据是一种存在巨大挑战的做法,因为其反映的是其他系统中的临床实践和患者偏好的特点。此外,由于样本量较小,只使用来自"本地"的患者资源数据也会不可避免地增加不确定性。因此,恰当描述成本参数的不确定性对于为决策者提供经得起仔细推敲的坚实证据至关重要。

成本数据不可能为负数,因此用于成本参数的分布必须严格为正,在零到正无穷的范围内变化。因此,Beta 分布不适合作为成本参数的分布,因为其最大值为 1。而正态分布也不太适合,因为最小值是负无穷。

根据经验,我们观察到医疗卫生资源耗费的数据往往在众数附近最为集中,但也能观察到少数极大值,导致标准差与众数相差甚远。例如,大多数患儿只在新生儿重症监护病房中待几天,但极少数患儿会待几个月。类似地,大多数日间手术患者会在手术当天出院,但极少数情况下,围手术期并发症会导致患者进入重症监护室,并进一步延长住院时间。这些少量的病例具有巨大的成本,以至于它们与成本的众数、中位数和平均数相比具有统计学意义的差距。资源消耗和成本数据的这种特性使得对称分布不太适用。

对数正态和 Gamma 分布严格为正，并且可以处理长尾数据，因此它们是概率分析中成本参数最常用的分布。

7.2.1　对数正态分布

对数正态分布（lognormal distribution）是取正态分布的指数分布，参数的对数服从正态分布。它的特征在于正态分布的表征参数 μ 和 σ（均值和标准差）。图 7-1 绘制了均值为 \$84、标准差为 \$22 的对数正态分布。

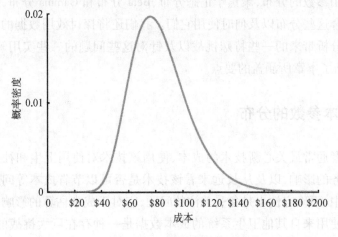

图 7-1　对数正态分布

如果能够获取患者层面的成本数据，第一步是取患者数据的自然对数并将数据与线性回归模型进行拟合。回归模型的预测均值和标准差是我们的成本效果模型中分布所需的参数。值得注意的是，当使用单个回归模型来估计模型中多个状态的成本时，每个健康状态的成本之间都会存在相关性。在模型的参数化中应将这种相关性纳入考虑，我们将在第 8 章中探讨如何使用楚列斯基分解（Cholesky decomposition）实现。本章将暂时视为模型每个健康状态中的成本都是相互独立的。

通常情况下，我们无法获得患者层面的数据，必须依赖描述性统计，如平均值、中位数和标准差。以下关系对于从概括统计量中计算我们需要的参数很有用。

如果成本的对数具有均值 μ 和标准差 σ，则

$$中位数(\text{median}) = e^{\mu}$$

$$期望值(\text{expected value}) = E(x) = e^{\mu + \frac{1}{2}\sigma^2}$$

$$方差(\text{variance}) = s^2 = (e^{\sigma^2} - 1)e^{2\mu + \sigma^2}$$

7.2.1.1 获得对数正态分布参数的矩估计法一

如果已发表的文献提供了成本参数的期望值和标准差,那么可以计算对数正态分布的 μ 和 σ 如下:

先计算 σ 为

$$\sigma = \sqrt{\text{Ln}\left(1 + \frac{s^2}{E(x)^2}\right)}$$

得到 σ 后计算 μ:

$$\mu = \text{Ln}[E(x)] - \frac{1}{2}\sigma^2$$

7.2.1.2 获得对数正态分布参数的矩估计法二

如果已发表的文献报告了均值和中位数,那么计算 μ 和 σ 如下:

$$\mu = \text{Ln}(\text{Median})$$

$$\sigma = \sqrt{2\text{Ln}[E(x) - \mu]}$$

7.2.2 Gamma 分布

Gamma 分布有两个参数: α 和 β。这两个参数与样本数据的均值和方差之间的关系由以下两个函数给出

$$均值 = E(x) = \alpha\beta$$

$$方差 = s^2 = \alpha\beta^2$$

通过矩估计法用样本数据的均值和方差计算 α 和 β:

$$\mu = \frac{\alpha}{\alpha + \beta}$$

$$\sigma^2 = \frac{\alpha\beta}{(\alpha + \beta)^2(\alpha + \beta + 1)}$$

在这里您可能产生疑问：如何知道何时使用对数正态分布，何时使用Gamma 分布？从根本上说，它归结于哪个分布与数据拟合得更好。对于从大样本中提取的数据，选择哪种分布几乎没有区别。但是，对于较小的样本，就能够发现使用不同分布的差异。

图 7-2 展示了基于相同期望值和标准差数据计算的对数正态分布和Gamma 分布的比较。Gamma 分布的范围稍大，观测值小于 50 的概率较高，而对数正态分布的图形更高，观测值在众数附近的概率较高。为了决定使用哪个分布，理想情况下应将分布与实际数据进行比较。如果没有明确的理由选择哪一种分布，那么比较明智的做法是在两种情况下运行模型并进行分析，以确定结果是否对分布的选择敏感。第 12 章将介绍信息价值，其提供了一种定量方法来确定参数分布的不确定性是否对研究所支持的决策具有重要影响。

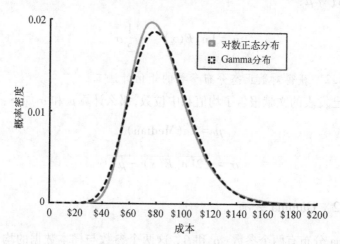

图 7-2　对数正态分布和 Gamma 分布的比较

7.3　效用参数的分布

在本节的开头，有必要先回顾一下效用数据是什么以及它们在成本效果分析中所起的作用。效用是用以计算 QALY 的生命持续时间的权重（Williams et al. , 1985）。QALY 经常被用作评估卫生技术和报销决策效果的衡量标准，其构成了计算增量成本效果比（increment cost effectiveness ratio, ICER）的分母（Drummond et al. , 1987），故成本效果分析的结果通常对微小的效用变化高度敏感。因此,研究者在确定效用参数时应格外小心。必须为选择的效用参数提供明确的理由,如果可能,还应测试和汇报模型结果对其他测量效用值的方法的敏感性。

效用最常从基于偏好(preference based)的健康相关生命质量(health-related quality of life,HRQoL)的量表中获得,如 EQ-5D、SF-6D 或健康效用指数(health utility index,HUI)(Dolan,1997;Brazier et al.,2001;Feeny et al.,2002)。这些量表使用维度和等级来描述健康状态。一个完整的健康状态由若干个水平的描述特征(descriptor)组成,每个描述特征分别来自一个维度(Brazier et al.,2007)。例如,EQ-5D 量表中的健康状态是由行动能力、自我照顾能力、日常活动、疼痛/不舒服和焦虑/抑郁等维度的等级所构成的(见方框 7-1①)。EQ-5D-3L 对每个维度设有三个水平,而更新的 EQ-5D-5L 设有五个水平。

值得注意的是,上述三个量表均为普适性量表;也就是说,它们旨在衡量所有人的 HRQoL,包括从非常健康到重病状态的人。而针对一些特定疾病且带有效用指数的 HRQoL 测量工具(也称为疾病特异性量表)也有不少已经被开发(Brazier and Tsuchiya,2010)。从概念上讲,使用普适性量表测出的效用数据具有相同的尺度,因此本章的评论和建议对于上述两种量表具有等同的适用性。这也说明,将疾病特异性量表和普适性量表测量的效用数据组合在一个模型中并不一定恰当。这也要求研究中使用相同的效用数据的测量方法,并具体考虑测量问卷中使用的锚点、测量方法和受访者特征。为避免此类问题,决策者通常会推荐针对"参考案例"的 HRQoL 测量工具。对此问题做进一步讨论不在本文的主旨范围内。Brazier 等(2007)在研究中介绍了健康的测量和评估的最新技术概况。

方框 7-1　健康相关生命质量描述体系:EQ-5D-3L
(Oemar and Oppe,2013)

行动能力
　1. 我四处走动没有任何困难
　2. 我四处走动有些不方便
　3. 我不能下床活动

① 译者注:此处由于是直接从书中翻译过来的,和 EQ-5D-3L 的官方中文版本略有差异。在实际研究中,研究者应当通过官方途径(详见 https://euroqol.org/)获取官方指定的标准版本。

自我照顾能力

    1. 我能自己照顾自己,没有任何困难

    2. 我在洗脸、刷牙、洗澡或穿衣方面有些困难

    3. 我无法自己洗脸、刷牙、洗澡或穿衣

日常活动

    1. 我能进行日常活动,没有任何困难

    2. 我在进行日常活动方面有些困难

    3. 我无法进行日常活动

疼痛/不舒服

    1. 我没有任何疼痛/不舒服

    2. 我觉得中度疼痛/不舒服

    3. 我觉得极度疼痛/不舒服

焦虑/抑郁

    1. 我不觉得焦虑或抑郁

    2. 我觉得中度焦虑或抑郁

    3. 我觉得极度焦虑或抑郁

马尔可夫成本效果模型是由健康状态构成的,但这些状态通常是由临床术语定义的(Briggs and Sculpher, 1998),HRQoL 测量的描述体系不太可能完美地映射到临床健康状态的描述。因此,模型中每个健康状态的效用值可能是多个 HRQoL 状态的效用集合,反映了患者在每种健康状态下经历的 HRQoL 的变化。因此,对于给定的临床健康状态,观察到的效用数据的变化可能同时捕捉到了异质性和不确定性。异质性成分可以被视为人群中的患者亚组引起的系统变异,可以先验地识别。异质性应通过亚组分析而不是概率敏感性分析来解决。对于同质患者群体,效用参数分布应反映围绕模型健康状态效用期望值附近的不确定性。理想情况下,研究者应该保证用来进行参数分布表征分析的数据不包含具有不同健康效用值的异质性患者亚组。在实践中,可用数据通常难以做到这一点,但仍然建议研究者反思:"是否有理由相信观察到的效用变化包含系统性成分?"假设有适当的数据用于描述效用参数预期值的不确定性,还需要考虑应该使用哪些分布来表示这种不确定性。

效用量表的分布特征

QALY 模型中的效用量表有一些非常确切且不寻常的特征。首先,效用值上限锚定和截尾于 1.0,同时另一端锚定为 0,但具有负无穷大的下限[①]。更复杂的是,许多广泛使用的工具的下限已被人为截尾于 -1。但是目前没有能够与这些特征匹配的分布(Dolan, 1997; Brazier et al., 2001; Feeny et al., 2002)。因此,无论选择哪个分布都只能是近似估计。在此情况下,有四种被广泛用于估计效用数据的不确定性的分布:Beta 分布、Gamma 分布、对数正态分布和正态分布。

7.4 期望效用值接近 1.0 的不确定性特征

Beta 分布对于效用数据具有直觉上的吸引力,因为它的最大值也为 1.0。但是它被限制在 1.0 和 0.0 之间,而许多 HRQoL 测量工具存在负值(Dolan, 1997; Feeny et al., 2002; McCabe et al., 2005)。因此,Beta 分布最可靠的使用情况是当期望值接近 1.0 且方差较小的时候。

例如,如果有数据显示一个健康状态的平均效用是 0.85,标准差为 0.07,可以使用 Beta 分布:

$$\alpha + \beta = \frac{E(x)(1 - E(x))}{s^2} - 1$$

$$\alpha = E(x)(\alpha + \beta)$$

将数值代入方程,得到

$$\alpha + \beta = \frac{0.85 \times 0.15}{0.0049} - 1 = 25.02$$

$$\alpha = 0.85 \times 25.02 = 21.17$$

$$\beta = 25.02 - 21.27 = 3.75$$

图 7-3 中几乎没有低于 0.5 的分布,因此,即使该数据在 0 处截尾,也不影响 Beta 分布的适用性,因为适用性主要由均值是否靠近 1 和标准差大小决定。查看分布图可以很好地检查 Beta 分布是否合适。如果在 0 值附近有大量的观测值,那么使用 Beta 分布会导致这些值的截尾。

[①] 译者注:小于"0"即为人们一般说的"生不如死"的情况。

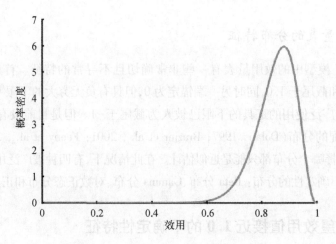

图 7-3　Beta 分布：$\alpha = 21.17, \beta = 3.75$

7.4.1　预期效用值远小于 1.0 的不确定性特征

对于许多成本效果分析来说,模型健康状态与 1.0 相差甚远并不奇怪。当有理由相信分布需要跨零时,我们需要一个可以取负值的分布。我们应该如何描述这些参数的不确定性？一种广泛使用的方法是将数据从效用转换为负效用(disutility)。负效用就是简单地用 1 减去效用,例如：

$$E(x_\mu) = \mu, \quad \sigma = s, \quad \text{其中 } x_\mu = \text{效用}$$

$$E(x_d) = 1 - \mu, \quad \sigma = s, \quad \text{其中 } x_d = \text{负效用}$$

当 $x_\mu = 1$ 时, $x_d = 0$。

因此,负效用是正的,我们可以使用在零处截尾但在零以上的分布。在探讨有效性和成本参数时,我们已经使用了两个这样的分布：对数正态分布和 Gamma 分布。

图 7-4 展示了一个用于效用值的 Gamma 分布,该分布在负效用尺度上大于 0。期望效用值为 0.10,标准差为 0.20。分布几乎是对称的,但并不完全对称,覆盖了负效用上从 0.3 到 1.8 的范围。

$$\beta = \frac{s^2}{E(x)} = \frac{0.04}{0.9} = 0.0444$$

$$\alpha = \frac{E(x)}{\beta} = \frac{0.9}{0.0444} = 20.27$$

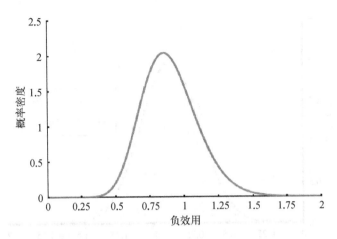

图 7-4　Gamma 分布：$\alpha = 20.27$，$\beta = 0.0444$

　　看下面的 Gamma 分布，此处不禁会提问："Gamma 分布相对于正态分布有什么优势？"当处理与完全健康相差甚远的健康状态时，使用正态分布是一种完全合理的策略。图 7-5 是一个正态分布，其均值和标准差与图 7-4 中表示的相同，但不是应用负效用值计算。

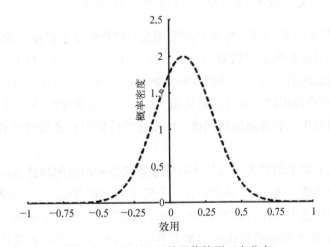

图 7-5　对远离 1 的效用值使用正态分布

　　虽然在这种特定情况下，采用正态分布不会产生任何问题，但它完全无界的性质使其难以成为令人满意的选择。图 7-6 在负效用轴上绘制了 Gamma 分布和正态分布。像这样的图可以用来评估一个分布是否更好地拟合观察数据。

　　当我们使用负效用而不是效用来表示更接近 1 的健康效用时，正态分布

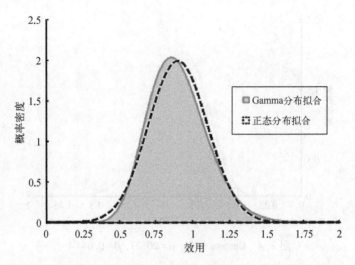

图 7-6　正态分布和 Gamma 分布的拟合：$x_d = 0.9$，$s_d = 0.2$

就不合适了。但是，对数正态分布可能是合适的，因为它在 0 处有界并且在 0 之上无界。

7.4.2　成本效果模型中效用值的逻辑排序

到目前为止，我们都将健康状态效用参数视作独立于模型中的其他参数，包括模型中其他健康状态的效用参数。通常在正常情况下，对于模型中每个健康状态的效用值都有一个逻辑判断。如果每个效用参数都是独立建立分布的，那么一些模拟可能不符合逻辑从而产生不具有表面效度的结果，比如一个未经治疗且发生疾病进展的队列比一组接受治疗但没有进展的患者具有更多的 QALY。

此问题最简单的解决方法是从最佳健康状态效用值的降低来模拟其他健康状态的效用值。例如，如果我们有一个简单的三状态模型——疾病稳定、疾病进展和疾病进展且伴有并发症，我们可以确信疾病稳定比疾病进展具有更高的效用值，而疾病进展比疾病进展且伴有并发症具有更高的效用值。为了保持这种逻辑顺序，可以使用 Beta 分布来表征疾病稳定的效用，使用 Gamma 分布表示与疾病稳定相比疾病进展的效用值降低，使用另一个 Gamma 分布表示与疾病进展相比疾病进展且伴有并发症的效用值降低。

如果模型中的健康状态的效用值都远离 1，在能够避免抽样值大于 1 的风险的情况下，可以使用楚列斯基分解将所有健康状态的效用值参数化为相关的正态分布。我们将在下一章更详细地探讨这个策略。

7.4.3 健康状态特异的不良反应效用值损失

众所周知,被评估的技术通常会产生影响 HRQoL 的不良反应。但是,这种影响不会改变临床健康状态,因此有必要描述不良反应导致的额外的效用损失。在对不良反应的效用损失进行参数化时需要考虑许多问题。

模型状态之间的 HRQoL 差异越大,假设所有状态的效用损失量相同的合理性就越低。同时,确定效用损失量的不确定性需要符合逻辑,以避免不合理的结果。

健康状态的效用损失量必须是正数。正态分布可能产生负值,因此不太适合。同样,对于严重的不良反应,Beta 分布可能也不适合,因为可能存在大于 1 的效用损失。

如果存在多种不良反应,则需要考虑共用效用损失量的假设的合理性。当共用效用损失量不可靠时,需要明确不良反应是否具有加法、乘法或其他交互作用进而产生累积效应。只要每个不良反应的概率是相互独立的,那么每个效用损失的不确定性就可以用独立的分布进行参数化,进而以与临床路径相同的假设方式嵌入模型,从而用该分布为模型不确定性提供输入值。

7.5 小结

（1）成本数据严格为正,且往往具有长尾效应,极有可能出现极大的平均成本。

（2）对成本数据的不确定性进行建模,参数分布一般采用 Gamma 分布或对数正态分布。

（3）虽然正态分布有时可能是合理的选择,但由于将正态分布参数化所需的数据也能够对对数正态分布进行参数化,故没有有力的理由考虑正态分布。

（4）可以通过矩估计法使用已发表文献中报告的期望值和标准差数据对对数正态分布和 Gamma 分布进行参数化。

（5）在可能的情况下,选择分布应基于分布与观测数据的一致性。

（6）经济性的结果通常对效用值参数的变化高度敏感,因此期望值和分布的规范特别重要。

（7）效用数据的性质是最大值为 1,最小可为负无穷,因此无法就"正确"的分布选择进行明确指导。

（8）正态分布、Beta 分布、对数正态分布和 Gamma 分布都可能适用于特定的效用值参数。

（9）使用负效用确定参数是确保效用值不超过 1.0 的有效方法。

（10）需要注意确保效用值抽样符合模型结构中隐含的逻辑顺序。将效用值参数转化为模型中最佳健康状态效用值到其他状态的效用降低是一种有效的方法。

（11）确定模型中与不良反应相关的效用值减损的分布同样必须符合模型中的逻辑顺序。

第 7 章参考文献

第 8 章

相关参数和楚列斯基分解

到目前为止,本书之前的部分一直假设模型的参数之间是相互独立的。然而,如果不考虑参数之间的相关性,就会系统地夸大成本效果模型结果不确定性的性质和程度。在非线性模型中,也可能使期望成本和结果的估计出现偏差。因此,确定模型参数之间是否存在相关性并将这种相关性纳入考量非常重要。本章将介绍最常用的将相关性纳入概率性分析的方法——楚列斯基分解。

8.1 引言

如我们在前几章中多次提到的那样,到目前为止,我们一直在假设参数之间是相互独立的,也就是说,模型中任何一个参数的取值之间没有关联。如图6-8所示,如果不考虑参数之间的相关性,就会系统地夸大CEM结果不确定性的性质和程度。在非线性模型中,这也可能使期望成本和结果的估计出现偏差。因此,确定模型参数之间是否存在相关性并将这种相关性纳入考量非常重要。

在本章中,我们将介绍最常用的将相关性纳入概率性分析的方法——楚列斯基分解。楚列斯基分解处理的是取值于多元正态分布(multivariate normal distribution)的相关参数。在进行详细阐述之前,我们有必要考虑一下我们所说的"相关参数"的含义。与其他章节相比,本章不可避免地对数学知识有更高的要求,但付出的努力将得到相应的回报。在本章结束时,读者不但将了解理论知识,还将熟知在实践中进行楚列斯基分解的每一个步骤。8.2节解释了相关参数的概念,以及在概率性分析中考虑相关性的重要性。8.3节提供了相关参数集合的特征。而8.4节在此基础上介绍了楚列斯基分解。接着,8.5节讨论了如何对更多的参数进行分解。8.6节简要涉及了对楚列斯基分解所包含的信息的解释。8.7节对所有要点进行了总结。

8.2 相关参数

在大多数情况下,我们可以做一个安全的假设,即参数间是不相关的。也就是说,一个参数的取值不会给我们提供关于第二个参数取值的任何信息。例如,我们可以认为从一种状态到另一种状态的转移概率与在任何一种相关状态下成本无关。但在很多其他情况下,多个参数之间可能存在相关性。此时,在模型中考量这种相关性是非常重要的。当多个参数同时被用来描述模型中的某一个基本过程,或根据我们的理解预期模型参数之间存在相关性时,我们就需要去探寻相关性是否存在,并在模型中考虑该相关性。

模型中存在相关参数的一个常见情形是模型中存在"(疾病或健康状态的)严重性"这一因素。在这里,通常我们认为更差的健康状态会伴随着较高的成本和较低的 HRQoL。以 HRQoL 在模型中的应用为例,通常我们会给处于较差的健康状态(状态 A)的患者赋予一个较低的效用值,而给处于较好的健康状态(状态 B)的患者赋予较高的效用值。然而,如果处于状态 B 的患者的健康程度比我们预期的要低,那这个时候如果不考虑被赋给处于状态 A 和 B 的患者的效用值之间的相关性,可能会使模型的参数的取值出现问题①。在这种情况下,一个解决办法是预设某一种状态下的效用值(基线效用值),并用其与另一种状态之间效用值的差异(效用值差异)来表示这种相关性并推算另一种状态的效用值。在某些情况下,基线效用值和效用值差异的取值倒是可以被视为相互独立,且不受彼此影响的。

如前文所述,当多个参数被用来描述模型中某一个基本过程时,要避免相关参数的出现会比较困难。例如,随时间变化的成本或患者生存相关的数据。假设我们对某一特定健康状态下产生的成本感兴趣,而这些成本又受患者住院时间的影响。那么通常在这种情况下,我们会期望该状态的成本由固定的前期成本和取决于住院时间的额外成本两部分组成。如果有特定的外部数据和证据可以为我们的成本估计提供参考,那么可以基于外部证据,开展基于住院天数和额外成本的自然对数的回归分析来进行分析和估计。在该情形下,回归分析所得的常数项提供了(取对数后的)固定前期成本的估计值,而住院时间的回归系数则告诉我们,患者每多住院一天,(取对数后的)成本会有多大的变化。这些估计值都伴随着置信区间(confidence interval, CI)来体现参数的不确定性,并且这些参数之间不是相互独立的。

为了论证上述情形,假设根据我们的外部数据库,患者在该健康状态的平均成本约为 $1 500,其中基于回归分析所估计的固定成本约为 $1 400,剩余成本与患者住院时间有关。在这种情况下,这些数值之间的差异表明,在估计成本时,住院时间似乎并不那么重要,因为绝大部分的成本都是在前期发生的固定成本($1 400)。然而这种估计可能是错误的——让我们假设固定成本是 $700(与先前的 $1 400 相比下降了 $700),那么这里的平均成本将从第一种情况的 $1 500 左右下降到 $800 左右。显然,只改变固定成本的部分将意味着无法准确模拟我们的原始数据($1 500)。因此,随着估计的固定成本部分的下降,模型也必须允许(取对数后的)剩余成本在每一个额外的住院日更快地增长。这样才能使得模型所采用的平均成本与从数据库中实际观察到的平均

---

① 译者注:因为当处于状态 B 的患者的健康程度低于预期时,状态 A 也应取一个比原定效用值更低的值。此时,若不考虑效用值之间的相关性,会高估状态 A 的效用值。

成本相等(维持在 1 500 $)。所以固定成本以及每一个额外的住院日所带来的成本增长这两个参数是负相关的。类似地,如果我们谈论的是一条生存曲线,在模型初始阶段较高的死亡风险则需要通过假设在随后的阶段中较低的风险率来平衡,以便模型中的患者的平均风险与从数据库中观测到的死亡风险相吻合。

更宽泛地说,当参数之间相关时,决定一个参数值的信息同时也将部分决定另一个参数的取值。对于一对正相关的参数,通常两个参数的取值方向将相同。对于负相关的参数,当一个参数倾向于取高于平均值的值时,另一个参数将采取低于平均值的值(恰如我们之前探讨的固定成本与每一个额外的住院日所带来的成本增长这一对参数)。在这种情况下,相关性与参数值偏离平均值的分布方式有关,即偏离是否倾向于向相同或相反的方向移动。

当我们为相关参数从不同的分布中抽取数值时,一旦我们抽取了一个参数的值,在随后为其他参数抽取数值时,我们将假设自己确切地知道第一个参数的取值。此时,其他参数的不确定性将会因此降低,因为我们现在对这些参数的分布的了解,是以我们已经知道的参数为条件的。在一组相关的参数中,每增加一个已经被赋值的参数,都会增加我们对剩余参数的取值的了解。

8.3 定义一组相关的参数

更正式地说,当我们从不同的分布中为相关参数取值时,我们假设这些数值是从多元正态分布(多元高斯分布)中抽取的。在这里,我们需要假设所有这些变量都有变异性(variability),而且没有一个变量可以被表示为其他任何变量的简单线性组合,这几乎不会是不合理的,因为从一个分布中抽取一个点不可能会没有不确定性。同时如果某个参数是其他参数的简单线性组合,那么就不需要为该参数取值,因为可以根据其他变量的值进行计算。

一元正态分布(univariate normal distribution)是以均值(mean)和标准差(standard deviation, SD)或方差(variance)来定义的,而多元正态分布是以均值向量(每个相关变量都对应一个均值)和方差-协方差矩阵定义的。这个方差-协方差矩阵包含两个信息: ① 关于每个变量的总体不确定性; ② 每个变量不确定性之间的关系。例如,对于一个需要为三个变量 x_1, x_2, x_3 进行取值的情形,需要从如下所示的均值和方差-协方差的矩阵中取值。

$$\boldsymbol{\mu} = \begin{bmatrix} \mu_1 \\ \mu_2 \\ \mu_3 \end{bmatrix}, \quad \boldsymbol{\Omega} = \begin{bmatrix} \sigma_1^2 & \rho_{1,2}\sigma_1\sigma_2 & \rho_{1,3}\sigma_1\sigma_3 \\ \rho_{1,2}\sigma_1\sigma_2 & \sigma_2^2 & \rho_{2,3}\sigma_2\sigma_3 \\ \rho_{1,3}\sigma_1\sigma_3 & \rho_{2,3}\sigma_2\sigma_3 & \sigma_3^2 \end{bmatrix}$$

其中,μ_i 是 x_i 的均值,σ_i 是 x_i 的标准差,$\rho_{i,j}\sigma_i\sigma_j$ 为 x_i 和 x_j 的协方差,$\rho_{i,j}$ 为 Pearson 相关系数。

当使用多元正态分布时,每个单独的变量(x_1, x_2, x_3)本身都是从一元正态分布中抽取的。如果没有关于分布的额外信息,那么这就是唯一能做的事情。因此,如果 x_1 是要为其取值的第一个变量,那么它服从的分布将是

$$x_1 \sim \text{Normal}(\mu_1, \sigma_1^2)$$

出于简化的目的,我们通常会想要关注每个变量 x_i,与它的平均值 μ_i 之间的差距。也就是说,该变量的取值,与其服从的分布的平均值之间有大概多少个标准差 σ_i 的差距? 有用的是,有一种标准类型的变量可以用这种方式衡量并表示这样的关系。标准正态变量(standard normal variate)是从均值为 0、标准差为 1 的正态分布中抽取的随机变量。如果我们用这样的正态变量 y_1, y_2, y_3 来描述 x_1, x_2, x_3 的特征[①],那么可以将 x_1, x_2, x_3 改写为

$$x_1 = \mu_1 + \sigma_1 y_1, \quad x_1 \sim \text{Normal}(\mu_1, \sigma_1^2)$$

$$x_2 = \mu_2 + \sigma_2 y_2, \quad x_2 \sim \text{Normal}(\mu_2, \sigma_2^2)$$

$$x_3 = \mu_3 + \sigma_3 y_3, \quad x_3 \sim \text{Normal}(\mu_3, \sigma_3^2)$$

现在,如果 x_1, x_2, x_3 之间是相关的,那么 y_1, y_2, y_3 也将是相关的。而上文给出的方差-协方差矩阵则反映了该特征。然而,想要直接从分布中抽取相关变量是比较复杂的。但如果我们能用三个不相关的变量 z_1, z_2, z_3 来重新表述这个方程组,那就更容易了。

对于第一个变量 x_1,我们可以非常容易地写成

$$x_1 = \mu_1 + \sigma_1 z_1$$

看一下上面的方程,很明显,必须让 $y_1 = z_1$。 也就是说,为了给第一个参数 x_1 赋值,只需使用不相关的正态变量中的第一个正态变量,亦即 z_1,并将其

---

① 译者注:其实这里的 y_1, y_2, y_3,可以被理解为 x_1, x_2, x_3 与其各自的均值分别相差 1 个各自的标准差。

赋值为 $\hat{z}_1$。一旦知道这个值,就可以写出下一个公式:

$$x_1 \mid \hat{z}_1 = \mu_1 + \sigma_1 \hat{z}_1$$

在符号方面,条件分布由一条垂直线所代表,它将我们感兴趣的变量(x_1)和我们已知的信息($\hat{z}_1$)分开。

接下来处理第二个变量 x_2。对于第二个变量 x_2,我们知道无条件分布(即假设我们对该变量的值一无所知的前提下)的均值为 μ_2,方差为 σ_2^2。然而,如前文所述,因为 x_1,x_2,x_3 互为相关变量,而我们已知 x_1 的取值,那么 x_2 的条件分布将取决于我们为 x_1 所赋的值,尤其取决于它离其平均值有多远(表示为 $\hat{z}_1$)。所以,我们将对 x_2 的期望取值表示为

$$E(x_2 \mid \hat{z}_1) = \mu_2 + a\hat{z}_1$$

现在我们了解 z_1 的一些情况之前,我们知道 x_2 的方差是 σ_2^2。一旦我们知道了 $\hat{z}_1$,x_2 的一些不确定性就得到了解决。我们用第二个不相关的正态变量 z_2 来反映剩余的不确定性。所以在这里,x_2 是通过从 z_2 中抽取数值来找到的,这样一来 x_2 服从的分布即可写成

$$x_2 \mid \hat{z}_1 = \mu_2 + a\hat{z}_1 + bz_2$$

在这个阶段,不要担心 a 和 b 是什么,我们之后会定义它们。这个条件分布将具有与无条件分布不同的方差,因为只有公式右边的最后一项,即 bz_2 是未知的。那么这也就意味着,现在条件分布中剩下的不确定性会更少。

$$\mathrm{Var}(x_2 \mid \hat{z}_1) = b^2$$

图 8-1 说明了刚才提到的无条件和条件分布在随机变量(random variates)方面的关系。这里,这两个随机正态变量 (x_1,x_2) 出现在轴上,并与该轴在无条件平均数对应的点上相交。x_1 的无条件分布出现在纵轴的底部,而 x_2 的无条件分布出现在横轴的左边。一旦我们对 $\hat{z}_1$ 进行抽样取值,我们就知道了 x_1 的值,并可以预测 x_2 的条件分布。在图示的例子中,$x_1 x_2$ 的无条件分布是负相关的,因此,当 $\hat{z}_1$ 为正时,我们选择了一个高于 x_1 平均值的 x_1 的值,同时预期 x_2 的值则低于 x_2 服从分布的平均值。图中所示的 $x_2 \mid \hat{z}_1$ 的条件分布也显示出我们较小的方差,因为其中的一些不确定性被解决了。

在实践中,我们得到的 x_2 的取值将取决于 z_2 的取样值,可以称之为 $\hat{z}_2$。于是在这里,可以写出

$$x_2 \mid \hat{z}_1, \quad \hat{z}_2 = \mu_2 + a\hat{z}_1 + b\hat{z}_2$$

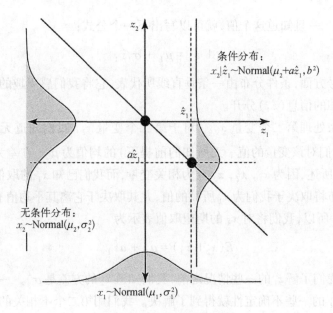

图 8-1 相关的随机变量

以类似的方式,我们的第三个参数 x_3 同样将有一个条件平均数,它是关于前两个正态变量($\hat{z}_1$,$\hat{z}_2$)的值的一个函数:

$$E(x_3 \mid \hat{z}_1, \hat{z}_2) = \mu_3 + c\hat{z}_1 + d\hat{z}_2$$

如果用另一个标准正态变量 z_3 来为 x_3 取值,那么

$$x_3 = \mu_3 + c\hat{z}_1 + d\hat{z}_2 + ez_3$$

从而

$$\mathrm{Var}(x_3 \mid \hat{z}_1, \hat{z}_2) = e^2$$

为了为 x_3 赋值,我们从第三个不相关的正态变量 z_3 来确定 $\hat{z}_3$ 的值。这里

$$x_3 \mid \hat{z}_1, \hat{z}_2, \hat{z}_3 = \mu + c\hat{z}_1 + d\hat{z} + e\hat{z}_3$$

对于在这里考虑的所有三个变量 x_1,x_2,x_3,我们都遵循了一个类似的过程。在这里,我们首先考虑以前抽取的正态变量对变量预期值的影响,然后再抽取下一个正态变量来处理当前关注的变量。在实践中,这意味着所抽取的第一个变量只依赖于第一个正态变量,第二个变量依赖于前两个正态变量,以此类推。在这样做的时候,当用不相关的正态变量定义我们的变量时,我们使用了五个值(a,b,c,d,e),但没有为它们赋予任何具体的数值。我们处理

这个问题的方式其实是一种被称为楚列斯基分解的数学方法。

8.4　楚列斯基分解

现在已经用从三个不相关的正态变量 z_1, z_2, z_3 中抽取的数据定义了所有的三个变量 x_1, x_2, x_3（由于无论抽取哪一个值,方程都是成立的,我们从现在开始将这些变量称为 z_1, z_2, z_3 而不是 $\hat{z}_1$, $\hat{z}_2$, $\hat{z}_3$）。这意味着现在又在讨论与开始时相同的无条件分布。如果把它写成矩阵的形式,变量 x_i 就变成了

$$x - \mu = Lz$$

其中

$$x = \begin{bmatrix} x_1 \\ x_2 \\ x_3 \end{bmatrix}, \quad \mu = \begin{bmatrix} \mu_1 \\ \mu_2 \\ \mu_3 \end{bmatrix}, \quad L = \begin{bmatrix} \sigma_1 & 0 & 0 \\ a & b & 0 \\ c & d & e \end{bmatrix},$$

$$z = \begin{bmatrix} z_1 \\ z_2 \\ z_3 \end{bmatrix}$$

这个方程组的关键部分其实是 L 矩阵,它是一个下三角矩阵,其中正实数处于矩阵的对角线上（即左上角、中间、右下角）[①]。

现在,系统 $x - \mu$ 的方差-协方差矩阵将等于

$$\Omega = LL^{\mathrm{T}} \begin{bmatrix} \sigma_1 & 0 & 0 \\ a & b & 0 \\ c & d & e \end{bmatrix} \begin{bmatrix} \sigma_1 & a & c \\ 0 & b & d \\ 0 & 0 & e \end{bmatrix} = \begin{bmatrix} \sigma_1^2 & a\sigma_1 & c\sigma_1 \\ a\sigma_1 & a^2+b^2 & ac+bd \\ c\sigma_1 & ac+bd & c^2+d^2+e^2 \end{bmatrix}$$

这个 L 矩阵被称为方差-协方差矩阵 Ω 的楚列斯基分解。这里的方差-协方差矩阵将与之前为相关变量集合 (x_1, x_2, x_3) 定义的矩阵相同。

---

① 在迄今为止定义的方程中,处于矩阵非对角线位置的数值（a, c 和 d）可以是正值、负值或零。（对于一个不相关的变量集,所有这些非对角线的值都等于零。）在矩阵中,b 和 e 不能等于零,因为等于零意味着要么没有不确定性（当该变量集合互不相关时）,要么我们可以将至少一个变量表示为其他变量的简单线性组合（当该变量集合相关时）。如果发现这种情况,我们就会将这个变量剔除出去后再在没有这个变量的情况下重新进行楚列斯基分解,然后再计算其数值。

$$\boldsymbol{\Omega} = \begin{bmatrix} \sigma_1^2 & \rho_{1,2}\sigma_1\sigma_2 & \rho_{1,3}\sigma_1\sigma_3 \\ \rho_{1,2}\sigma_1\sigma_2 & \sigma_2^2 & \rho_{2,3}\sigma_2\sigma_3 \\ \rho_{1,3}\sigma_1\sigma_3 & \rho_{2,3}\sigma_2\sigma_3 & \sigma_3^2 \end{bmatrix}$$

由于所有的变量都有不确定性[①],对于每组(有序的)变量而言,每一个方差-协方差矩阵都可以被这种类型的唯一的 $\boldsymbol{L}$ 矩阵表示。因此,如果你用来获得参数回归结果的计算机软件包能够为你提供楚列斯基分解,那么就可以得出这个矩阵,并且可以用这个矩阵中的值来定义你的变量。现在我们概述一下这个过程。

对于方差-协方差矩阵,有两种定义方式,并且这两种定义方式在它们都代表着同一组相关参数的前提下是相等的。这也就意味着矩阵的每一个对应单元都应该包含相同的值。如下公式所示:

$$\begin{bmatrix} \sigma_1^2 & a\sigma_1 & c\sigma_1 \\ a\sigma_1 & a^2 + b^2 & ac + bd \\ c\sigma_1 & ac + bd & c^2 + d^2 + e^2 \end{bmatrix} = \begin{bmatrix} \sigma_1^2 & \rho_{1,2}\sigma_1\sigma_2 & \rho_{1,3}\sigma_1\sigma_3 \\ \rho_{1,2}\sigma_1\sigma_2 & \sigma_2^2 & \rho_{2,3}\sigma_2\sigma_3 \\ \rho_{1,3}\sigma_1\sigma_3 & \rho_{2,3}\sigma_2\sigma_3 & \sigma_3^2 \end{bmatrix}$$

为了使两个矩阵相同,需要开始使用那些可以从右边的方差-协方差矩阵中观察到的信息来定义左边的我们不知道的项 (a, b, c, d, e)。要做到这一点,将一行一行地推算。

在第一行,方差-协方差矩阵的左上角单元格给出了 x_1 的方差,可以看到两个矩阵所包含的数值是相同的(σ_1^2),不需要在这里做任何操作。x_1 和 x_2 之间的协方差(中间最上面的单元格)在左边是 $a\sigma_1$,在右边是 $\rho_{1,2}\sigma_1\sigma_2$。因此,可以得出

$$a = \rho_{1,2}\sigma_2$$

如果看一下 x_1 和 x_3 之间的协方差(右上角的单元格),也可以定义 c。对于左边的矩阵,协方差为 $c\sigma_1$,右边为 $\rho_{1,3}\sigma_1\sigma_3$。因此可得

$$c = \rho_{1,3}\sigma_3$$

现在,由于方差-协方差矩阵是对称的,那么在解决第一行的同时,也解决

---

① 只有不确定性存在,方差-协方差矩阵才是正定(positive definite)的。如果一个或多个变量没有不确定性,或者一个变量可以表示为其他变量的线性函数,它将是半正定的。然而,这两种情况都已被排除在外。

了左边第一列。现在来看中间的单元格,亦即 x_2 的方差。在左侧,方差被表示为这等于 $a^2 + b^2$,在右侧矩阵中被表示为 σ_2^2。由于已经知道 a 的数值,我们可以得出

$$a^2 + b^2 = \sigma_2^2$$

$$b = \sqrt{\sigma_2^2 - a^2}$$

同样地,这两个矩阵的中间靠右的单元格提供了 x_2 和 x_3 之间的协方差。左边矩阵的对应单元格包含了三个我们已经知道数值的参数 (a, b, c) 和一个未知数 (d),而右边单元格对应位置的数值为 $\rho_{2,3}\sigma_2\sigma_3$。可以通过以下方式来确定 d 的值:

$$ac + bd = \rho_{2,3}\sigma_2\sigma_3$$

$$d = \frac{\rho_{2,3}\sigma_2\sigma_3 - ac}{b}$$

由于最底行(第三行)的左边第一和第二个单元格,与最右列(第三列)的第一个和第二个单元格表示的参数相同,现在只剩下一个单元格需要解决,也就是右下角的单元格,即 x_3 的方差。同样,再次利用了我们已知的数值来推算 e 的数值:

$$c^2 + d^2 + e^2 = \sigma_3^2$$

$$e = \sqrt{\sigma_3^2 - c^2 - d^2}$$

所以现在,可以推导出所有五个未知量的值 (a, b, c, d, e)。只要这些变量的值是按照上文介绍的顺序推导出来的,至此就已经提供了为 x_1, x_2, x_3 取值的解决方案。

一旦有了楚列斯基分解所包含的数值,在模型中引入相关参数将会变得非常快速。要做到这一点,首先要定义你需要的不相关的正态变量的数量。从这里开始,相关参数 (x_1, x_2, x_3) 将可以被表示为参数的平均值加上这些变量的线性组合,其中每个变量的权重由 (a, b, c, d, e) 表示。

8.5 如何对不同数量的变量进行楚列斯基分解?

比如,如果你需要对两个变量进行楚列斯基分解,那么解决方案就比这里

的例子还要简单一些。如果我们需要一个只有两个变量的方程组,那么我们的方差-协方差矩阵将只包括我们所处理的方程组中最左边/最上面的两个元素。在这种情况下,会有这样一个方程组:

$$x - \mu = Lz$$

其中

$$x = \begin{bmatrix} x_1 \\ x_2 \end{bmatrix}, \quad \mu = \begin{bmatrix} \mu_1 \\ \mu_2 \end{bmatrix}, \quad L = \begin{bmatrix} \sigma_1 & 0 \\ a & b \end{bmatrix}, \quad z = \begin{bmatrix} z_1 \\ z_2 \end{bmatrix}$$

这里,楚列斯基分解的解决方案与上面介绍的相同。也就是说,我们将再次得到

$$a = \rho_{1,2}\sigma_2$$

$$b = \sqrt{\sigma_2^2 - a^2}$$

如果我们需要对更多的变量进行楚列斯基分解(比如四个或者四个以上),那么这个过程也是非常相似的,只是在现有的例子上进行了扩展。附录8.1将描述对最多七个相关参数应用楚列斯基分解的过程。

8.6　解释楚列斯基分解

作为矩阵代数的一种形式,我们或许可以说,很难非常自然地去解释楚列斯基分解。对于感兴趣的一组相关变量,楚列斯基分解能够分解每个变量与其所有后续变量的关系的程度。恰当的解释是,楚列斯基分解可以提供一些关于变量之间相关程度的有用信息。

在分解中,这些解释是基于每一行中某些数值的正负性和绝对值大小来进行的。重要的是,在解释楚列斯基分解结果的过程中,请确保只关注某一行(而不要跨行)的数值,因为任意一个特定变量的不确定性,仅仅由其对应行内的信息来体现。

对角线上的数值与一行中其他数值的大小关系告诉我们,相关变量中的某一个变量在此前所有考虑过的变量中的变异性的独特程度。为了更好地理解这一点,让我们考虑之前三变量例子的最后一个变量 x_3(对应楚列斯基分解的最后一行)。在方差-协方差矩阵中,x_3 的方差由以下公式给出

$$c^2 + d^2 + e^2 = \sigma_3^2$$

这里, e 相对于 c 和 d 越大,这第三个变量与其他变量的关系就越小。假设 c、d 和 e 的值为 0.474、-1.061 和 0.948,那么这个变量的方差为 2.249(即 $c^2 + d^2 + e^2$)。第三个变量中约有 10% 的变异性(0.474²/2.249)与第一个变量的变异性来源是相同的,约有 50% 来自第二个变量的变异性[(-1.061)²/2.249]。这表明,如果我们知道前两个变量的值,那么第三个变量中只有大约 40% 的变异性是未知的。这表明解决其他变量的变异性可能会影响我们对预测该变量数值的信心。

系数(coefficient)的符号也可能是有参考价值的。非对角线上系数的负号表明两个变异源是负相关的,正号则表明是正相关的。这种对于相关性的认知方式与方差-协方差矩阵提供的略有不同,因为方差-协方差矩阵谈论的是不同变量之间的不确定性,而不是每个变量特有的变异性。

8.7 小结

(1)概率性分析经常假设模型参数是独立的,即每个参数的取值与其他参数的取值无关。

(2)在某些情况下,独立的假设是站不住脚的。例如,生存函数的参数具有相关性。

(3)楚列斯基分解使我们能够将预测值分解为一个独立的部分和一个由单一或多个不同参数取值决定的部分,从而来描述参数之间的相关性。

(4)分解矩阵的行提供了对每个参数之间相关性的大小和方向(正相关或负相关)的信息。

(5)如果不考虑参数之间的相关性,那么模型结果的不确定性将会被低估。

附录

附录 8.1:对三个以上的相关参数进行楚列斯基分解

楚列斯基分解对于相关变量的数量没有限制。然而,在大多数情况下,在模型中很少看到超过四个或五个相关变量的情况,因为通常是没有必要的。本附录介绍了七个相关变量的楚列斯基分解的过程。

七个相关变量 $x_1 - x_7$ 可以表示为均值和七个随机正态变量 $z_1 \sim z_7$ 乘以一个包含 a 到 ae 的矩阵的函数。

$$
\begin{bmatrix} x_1 \\ x_2 \\ x_3 \\ x_4 \\ x_5 \\ x_6 \\ x_7 \end{bmatrix} = \begin{bmatrix} \mu_1 \\ \mu_2 \\ \mu_3 \\ \mu_4 \\ \mu_5 \\ \mu_6 \\ \mu_7 \end{bmatrix} + \begin{bmatrix} \sigma_1 & 0 & 0 & 0 & 0 & 0 & 0 \\ a & b & 0 & 0 & 0 & 0 & 0 \\ c & d & e & 0 & 0 & 0 & 0 \\ f & g & h & j & 0 & 0 & 0 \\ k & m & n & p & q & 0 & 0 \\ r & s & t & u & v & x & 0 \\ y & z & aa & ab & ac & ad & ae \end{bmatrix} \begin{bmatrix} z_1 \\ z_2 \\ z_3 \\ z_4 \\ z_5 \\ z_6 \\ z_7 \end{bmatrix}
$$

同理,如果要对六个相关变量 $x_1 \sim x_6$ 进行楚列斯基分解,那么就只有六个随机变量 $z_1 \sim z_6$,同时矩阵只需要最上面的六行和最左边的六列,我们只需要找到 a 到 x 的值。以此类推。

a 到 ae 的值可以通过依次求解以下方程来获得。请注意,每个参数的求解要么使用了上述方差-协方差矩阵的数值,要么使用了我们已经求得的数值。

第 8 章和本附录在符号上的唯一区别是,在表示参数之间相关关系时去掉了逗号,因为我们希望后面的公式尽可能地简短。例如,第一个和第二个变量之间的相关系数在本章中是 $\rho_{1,2}$,但在这里是 ρ_{12}。

两个变量:

$$
a = \rho_{12}\sigma_2
$$

$$
b = \sqrt{\sigma_2^2 - a^2}
$$

第三个变量,使用上面的 a 和 b 和下面的

$$
c = \rho_{13}\sigma_3
$$

$$
d = \frac{\rho_{23}\sigma_2\sigma_3 - ac}{b}
$$

$$
e = \sqrt{\sigma_3^2 - c^2 - d^2}
$$

第四个变量,使用上面的 a 和 e 和下面的

$$
f = \rho_{14}\sigma_4
$$

$$g = \frac{\rho_{24}\sigma_2\sigma_4 - af}{b}$$

$$h = \frac{\rho_{34}\sigma_3\sigma_4 - cf - dg}{e}$$

$$j = \sqrt{\sigma_4^2 - f^2 - g^2 - h^2}$$

第五个变量,使用上面的 a 和 j 和下面的

$$k = \rho_{15}\sigma_5$$

$$m = \frac{\rho_{25}\sigma_2\sigma_5 - ak}{b}$$

$$n = \frac{\rho_{35}\sigma_3\sigma_5 - ck - dm}{e}$$

$$\rho = \frac{\rho_{45}\sigma_4\sigma_5 - fk - gm - hn}{j}$$

$$q = \sqrt{\sigma_5^2 - k^2 - m^2 - n^2 - p^2}$$

第六个变量,使用上面的 a 和 q 和下面的

$$r = \rho_{16}\sigma_6$$

$$s = \frac{\rho_{26}\sigma_2\sigma_6 - ar}{b}$$

$$t = \frac{\rho_{36}\sigma_3\sigma_6 - cr - ds}{e}$$

$$u = \frac{\rho_{46}\sigma_4\sigma_6 - fr - gs - ht}{j}$$

$$v = \frac{\rho_{56}\sigma_5\sigma_6 - kr - ms - nt - pu}{q}$$

$$x = \sqrt{\sigma_6^2 - r^2 - s^2 - t^2 - u^2 - v^2}$$

第七个变量,使用上面的 a 和 x 和下面的

$$y = \rho_{17}\sigma_7$$

$$z = \frac{\rho_{27}\sigma_2\sigma_7 - ay}{b}$$

$$aa = \frac{\rho_{37}\sigma_3\sigma_7 - cy - dz}{e}$$

$$ab = \frac{\rho_{47}\sigma_4\sigma_7 - fy - gz - h \cdot aa}{j}$$

$$ac = \frac{\rho_{57}\sigma_5\sigma_7 - ky - mz - n \cdot aa - p \cdot ab}{q}$$

$$ad = \frac{\rho_{67}\sigma_6\sigma_7 - ry - sz - t \cdot aa - u \cdot ab - v \cdot ac}{x}$$

$$ae = \sqrt{\sigma_7^2 - y^2 - z^2 - aa^2 - ab^2 - ac^2 - ad^2}$$

第 9 章

使用 Excel 构建马尔可夫成本效果模型

在前面的章节中,我们介绍了马尔可夫模型。本章及第 10 章的目标是使读者能够通过构建马尔可夫成本效果模型,对于本书到目前为止涵盖的大部分知识融会贯通。通过本章的学习,读者将学习构建确定性模型。本章将使用 Excel 具体说明模型构建的过程。马尔可夫模型的主要特征是可将具有周期性病程并能长期积累疾病负担的疾病划分为不同的周期,是一种针对慢性病的格式化表达。马尔可夫模型适用于类风湿关节炎、心血管疾病和糖尿病等疾病。本章将探讨最简单的成本效果分析形式——比较两种方案的成本和健康产出。

9.1　引言

本章及第 10 章的目标是使读者能够通过成本效果模型构建，对于本书到目前为止涵盖的大部分知识融会贯通。通过本章学习，读者将具备构建确定性模型的能力。第 10 章、第 11 章和第 12 章将介绍如何通过调整模型以提供概率性分析的结果，并且提供一系列可能对决策者有帮助的信息。9.2 节介绍即将构建的模型结构；9.3 节提供一些在 Excel 中建模的实用技巧，并介绍如何构建转移矩阵；9.4 节介绍如何构建参数表和用于生成马尔可夫迹数据的字段；9.5 节介绍模型编程以生成马尔可夫迹数据的方法；9.6 节将在模型中添加成本、效用和贴现率；9.7 节将介绍如何编程计算确定性的增量成本效果比（incremental cost effectiveness ratio，ICER）。

9.2　模型结构

首先，介绍将要构建的模型结构。我们没有选择某种特定的疾病，而是以一种格式化的慢性病模型来表示，其主要特征是可将具有周期性病程并能长期积累疾病负担的疾病划分为不同的周期。这种结构适合类风湿关节炎、心血管疾病和糖尿病等疾病。将探讨最简单的成本效果分析形式——比较两种方案的成本和健康产出。

本章介绍了在 Excel 中构建确定性模型的主要步骤，同时提供了一系列使用 Excel 工作簿的练习作为额外支持，可从 https://hta-modelling. leeds. ac. uk/ downloads/ 获得①。练习共五个，包括：① 填写转移矩阵；②、③ 随时间确认患者队列分布；④ 在模型中增加贴现率；⑤ 添加半周期校正。这些练习与本章中设置的任务进度相同，并为读者提供了实际动手操作的机会。

事实上，实际工作中的模型会将上述疾病（类风湿关节炎、心血管疾病和糖尿病）分解为多种疾病状态和多种伤残状态。但为了演示本书所涵盖的技术，我们不考虑这种额外的复杂因素。图 9-1 展示了模型的结构图。为方便

---

① 译者注：此处的练习题为网站中的"Chapter 9"下，五步与 A～E 命名的 Excel 文件相对应，Start 为练习开始的空白模板，End 为练习完成后的答案。

起见,我们用标签表示模型中所需的转移概率,且将在整个练习中使用这些标签,在构建模型时将这些标签用作 Excel 中的"名称"会很有用①。

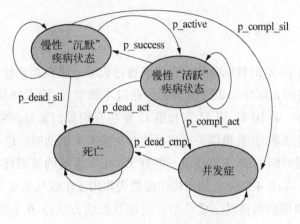

图 9-1　马尔可夫模型的影响图②

请记住,除了转移概率之外,每个状态还需要成本和效用数据。请构建完整的模型参数列表,并为参数确定一致的命名规则(第 1 步)。

请检查您所构建的参数表与表 9-1 是否相符,如果不是,请思考遗漏了哪些参数及其原因;或者您所构建的表格中是否存在表 9-1 中未列出的参数。请思考在这个模型中死亡是什么类型的状态。

表 9-1　参数表

转移概率	效用参数
"沉默"到"活跃"(p_active)	在"沉默"疾病状态中的效用(u_silent)
"沉默"到并发症(p_compl_sil)	在"活跃"疾病状态中的效用(u_active)
"沉默"到死亡(p_dead_sil)	并发症的效用(u_comp)
"活跃"到"沉默"(p_success)	死亡的效用(u_death)
"活跃"到并发症(p_compl_act)	
"活跃"到死亡(p_dead_act)	
并发症到死亡(p_dead_cmp)	

① 译者注:可通过 Excel 中"公式"菜单中的"名称管理器"进行更改或在 Excel 公式输入栏左侧进行修改。
② 译者注:高血压等慢性病可能长期无症状或症状轻微,此时属于"沉默"疾病状态(silent disease);当其出现症状或发生进展时变为"活跃"疾病状态(active disease)。下文为方便理解,各自名称统一为"沉默"和"活跃"。

续表

成本参数	效用参数
"沉默"状态中的成本（c_silent）	并发症的成本（c_comp）
"活跃"状态中的成本（c_active）	死亡的成本（c_death）

构建模型所需的参数列表后，需要确定转移（概率）矩阵，它相当于模型的"引擎"（第 2 步）。请使用表 9-1 中的变量名称构建模型转移（概率）矩阵，然后将其与表 9-2 进行比较。

如果您成功地构建了一个类似于表 9-2 的转换矩阵，并且确定理解了为什么它应该是这样的，那么就可以开始在 Excel 中建模了。为了帮助您高效建模，我们将介绍一些在 Excel 中建模的"良好设计"原则。

表 9-2　模型的转移矩阵

		结束时期/下一个时期的健康状态			
		沉默	活跃	并发症	死亡
起始时期的疾病状态	沉默	$1-（p\_active + p\_compl\_sil + p\_dead\_sil）$	p_active	p_compl_sil	p_dead_sil
	活跃	p_success	$1-（p\_success + p\_compl\_act + p\_dead\_act）$	p_compl_act	p_dead_act
	并发症	0	0	1-p_dead_cmp	p_dead_cmp
	死亡	0	0	0	1

9.3　在 Excel 中建模

需注意，在 Excel 中构建概率性马尔可夫模型会使用少量函数，并主要依赖一些简单的 Visual Basic 宏。但这些函数和宏会生成大量数据，没有经验的建模者很容易失去对数据的控制，产生一些难以被发现的错误。经验表明，一些简单的策略能够帮助控制数据，并使模型构建和调试更加容易。

首要的建议是建立一个包含模型中所有参数的工作表。使用 Excel 中的"名称"工具，然后在公式中通过名称引用参数，如此任何参数值的修改只需在参数工作表中修改一次,然后模型中的所有公式将使用修改后的值。这样就无须在每个使用该参数的公式中修改其数值。这种方法将质量控制嵌入模型构建中,能在基于新证据更改参数值时节约大量时间。

因此,第3步是打开一个新的 Excel 工作表并构建一个参数表——录入您在第1步中构建的参数清单中的信息。请记住,最终我们将构建一个概率模型,因此您需要构建一个包含若干列的参数表,以便计算矩(moments)并确定参数的分布。思考每类数据要使用的分布类型,以便明确每类数据需要计算哪些矩。为了使模型的使用者了解第一个工作表包含参数表,请为工作表命名。

图 9-2 展示了我们模型中的参数表。如图 9-2 所示,该表将各参数设置为行,并且为每个模型参数留出了空间来确定分布。对于能够预见在两种治疗中具有差异的参数(以下称治疗方案特异参数),建议设置两行,分别为每个治疗设置一行。请检查您是否为治疗方案特异参数增设了行。参数表包括确定性的参数值的一列和名为"使用值"(value used)的一列。如此,我们将能够比较确定性和概率性分析的结果。那么,如何告诉 Excel 使用哪些值进行分析? 使用"IF 语句"引用"模型类型"是其中的关键。

模型控制			opt_mod-eltype							
opt _ mod-eltype	模型类型	确定性模型	确定性模型							
			随机模型							
转移								分布参数		
参数	描述	适用对象	使用值	确定性	随机值	是否随机	分布种类	参数 1		参数 2
p_active	"沉默"到"活跃"的概率	治疗 A								
		治疗 B								
p_success	"活跃"到"沉默"的概率	治疗 A								
		治疗 B								
p _ compl sil	"沉默"到并发症的概率	治疗 A								

参数	描述	适用对象	使用值	确定性	随机值	是否随机	分布种类	参数1		参数2
		治疗 B								
p_compl_act	"活跃"到并发症的概率	治疗 A								
		治疗 B								
p_dead_sil	"沉默"到死亡的概率	治疗 A								
		治疗 B								
p_dead_act	"活跃"到死亡的概率	治疗 A								
		治疗 B								
p_dead_cmp	并发症到死亡的概率	通用								
成本										
参数	描述	适用对象	使用值	确定性	随机值	是否随机	分布种类	参数1		参数2
"活跃"状态	特定健康状态的成本	通用								
"沉默"状态	特定健康状态的成本	通用								
并发症	特定健康状态的成本	通用								
c_TxA	干预方案 A 的成本	治疗 A								
c_TxB	干预方案 B 的成本	治疗 B								
效用										
参数	描述	适用对象	使用值	确定性	随机值	是否随机	分布种类	参数1		参数2
"沉默"状态	特定健康状态的效用	通用								
"活跃"状态	特定健康状态的效用	通用								
并发症	特定健康状态的效用	通用								

图 9-2　参数表结构

图 9-2 中还未加入您的参数表中的"适用对象"(refers to)列。这一列是为模型的使用者而非建模者设置,其作用是告诉使用者该参数适用的干预方案。因此,该列可能存在三个值:干预 A、干预 B 和通用,后者是指两种干预相同的参数。

图 9-3 也取自参数工作表,其展示的是一个非常有用的质量控制检查表。使用该表记录用于构建分布的数据的平均值(mean)和标准差(standard deviation, SD),并在它旁边预留空间用于记录模型每次模拟的值并计算模拟值的平均值和标准差。虽然抽样也可能导致数据和预测存在(非常)微小的差异,但如果存在显著差异,那么模型一定存在问题,必须首先解决该问题才能放心使用结果。建议您也将该质量控制表添加到参数工作表当中。

转移	数据		分布数据	
参数	平均值	标准差	平均值	标准差
p_active				
p_success				
p_compl_sil				
p_compl_act				
p_dead_sil				
p_dead_act				
p_dead_cmp				
成本				
参数	平均值	标准差	平均值	标准差
"沉默"状态				
"活跃"状态				
并发症				

c_TxA				
c_TxB				
效用				
参数	平均值	标准差	平均值	标准差
"沉默"状态				
"活跃"状态				
并发症				

图 9-3　参数表中的数据源和预测值的质量控制

9.4　构建参数表

参数表建成后,需要创建一个包含转移矩阵的工作表。建议在新建工作表中单独设置该表格,以便模型使用者检查转移矩阵时不必在包含其他信息的工作表中搜索。建议您将此工作表命名为"转移矩阵"。如果您使用与表 9-2 相同的标签命名参数工作表中的单元格,那么构建转移矩阵只需要将表 9-2 转换为"转移矩阵"工作表,非常简单。请记住在文本前加上"="号,以便 Excel 将它们识别为公式。

除了转移矩阵之外,请为每种治疗在模拟时间范围内的痕迹记录预留空间(第 4 步)。将两种治疗方案命名为治疗 A 和治疗 B,我们要建立的模拟时间范围为 5 年,循环周期为 1 个月。

(1)您需要多少行来记录马尔可夫迹?

(2)您需要多少列来记录每种治疗的马尔可夫迹?

(3)马尔可夫迹中每一列的标题是什么?

请记住,每种治疗的总成本和健康产出是根据马尔可夫迹计算得到的;您设置的框架需要预留空间来记录这些数据。

图 9-4(a)展示了治疗 A 的转移矩阵工作表。治疗 B 的矩阵结构也是相同的。马尔可夫迹框架,即图 9-4(b),由三个子表组成,包括患者队列分布、医疗成本和健康产出(QALY)。在每个子表中,模型中的四种状态中各有一列。

仔细阅读图 9-4(b)中的表格能发现其中还包括贴现这一列。下一步我们将在工作表中添加贴现率。请确保在两种治疗的迹数据中均已添加贴现这一列。

	I	J	K	L	M
3		沉默	活跃	并发症	死亡
4	沉默	= 1-K4-L4-M4	=p_active_AA	=p_compl_sil_A	=p_dead_sil_A
5	活跃	=p_success_A	=1-J5-L5-M5	=p_compl_act_A	=p_dead_act_A
6	并发症	0	0	=1-M6	=p_dead_cmp_A
7	死亡	0	0	0	1

(a)

治疗 A													
		患者队列分布					医疗成本				健康产出		
年	周期	沉默	活跃	并发症	死亡	贴现	沉默	活跃	并发症	死亡	沉默	活跃	并发症	死亡
0.08	1													
0.17	2													
0.25	3													
0.33	4													
0.42	5													
0.50	6													

(b)

图 9-4　(a) 转移矩阵和马尔可夫迹数据的工作表框架;(b) 治疗 A 的马尔可夫迹框架

9.5　模型编程

建立了用于记录马尔可夫迹数据的框架后,就可以编写用以生成数据的函数了,这是练习的第 5 步。马尔可夫模型的核心是将转移矩阵应用于患者队列。首先,您需要填写转移矩阵的公式。如果您已经在参数工作表中命名了参数单元格,那么您能够比较容易地使用该名称并使用表 9-2 中的信息完成治疗 A 的转移矩阵。请记住,Excel 需要在计算公式前输入" = "号,以便知道您要求进行计算,否则会认为您只是在输入文本。

表 9-3 为您提供了需要在参数工作表中填写的确定性参数值,以便通过转移矩阵公式计算实际值。请您在参数表的"使用值"单元格中引用这些值,并以恰当的名称为它们命名,以便用于后续公式。此处,需要使用"IF 语句"

来告诉 Excel 在哪里查找数据,这具体取决于模型是确定性的还是概率性的。对转移矩阵参数、成本和效用参数均执行此操作,相关参数的数据将在后续章节提供。

表 9-3　转移矩阵的参数值①

概率	治疗 A	治疗 B
p_active	0.094	0.093
p_success	0.194	0.212
p_compl_sil	0.012	0.014
p_compl_act	0.144	0.098
p_dead_sil	0.002	0.002
p_dead_act	0.001	0.001
p_dead_cmp	0.003	0.003

在为模型中四个健康状态的患者队列分布生成马尔可夫迹之前,需要指定初始分布,即在模型开始时,患者队列在四个健康状态中如何分布。此处,假设在模型开始时所有患者都处于活跃疾病状态。因此,第 1 个周期,在活跃那一列中填入 1.0,在其他三列中填入 0.0。

第 6 步是将转移矩阵应用于患者队列,在模拟时间范围内构建 60 个周期的马尔可夫迹。在 Excel 中转移矩阵和队列分布的数组相乘可以用矩阵乘法函数(=MMULT)。请记得允许相乘中所引用的单元格能够随模型的周期变化。

表 9-4 列出了用来形成前五个周期迹的公式。如果在工作表中以不同的方式布局马尔可夫迹,则引用的单元格可能会有所不同。为便于理解,对相关单元格加以说明:J22:M22 包含了第 1 周期四个健康状态的分布概率(也就是该表的第二行);J23:M23 包含了第 2 周期四个健康状态的分布概率(该表第三行),以此类推。此处的 $J$4:$M$7 包含转移矩阵,如图 9-4(a)所示。请注意,所有表 9-4 中的所有公式应用大括号"{ }"括起来,告诉 Excel 应该将每行中的四个概率以一个数组形式一起计算②。

---

① 译者注:对于不同组别参数不同的情况,命名的时候也要分开。例如,"p_compl_sil"会分开命名成:"p_compl_sil_A"和"p_compl_sil_B"。

② 译者注:以第 2 周期为例,在 Excel 模板中,需要同时选中"J23:M23"四个单元格的区域,然后在编辑栏中输入公式"{=MMULT(J22:M22, $J$4:$M$7)}",再按<Ctrl+Shift+Enter>组合键。

表 9-4 显示队列分布的马尔可夫迹的计算函数

周期	概率			
	沉默	活跃	并发症	死亡
1	0	1	0	0
2	｛=MMULT（J22：M22，$J$4：$M$7）｝	｛=MMULT（J22：M22，$J$4：$M$7）｝	｛=MMULT（J22：M22，$J$4：$M$7）｝	｛=MMULT（J22：M22，$J$4：$M$7）｝
3	｛=MMULT（J23：M23，$J$4：$M$7）｝	｛=MMULT（J23：M23，$J$4：$M$7）｝	｛=MMULT（J23：M23，$J$4：$M$7）｝	｛=MMULT（J23：M23，$J$4：$M$7）｝
4	｛=MMULT（J24：M24，$J$4：$M$7）｝	｛=MMULT（J24：M24，$J$4：$M$7）｝	｛=MMULT（J24：M24，$J$4：$M$7）｝	｛=MMULT（J24：M24，$J$4：$M$7）｝
5	｛=MMULT（J25：M25，$J$4：$M$7）｝	｛=MMULT（J25：M25，$J$4：$M$7）｝	｛=MMULT（J25：M25，$J$4：$M$7）｝	｛=MMULT（J25：M25，$J$4：$M$7）｝

9.6 在模型中添加贴现率、成本和效用

在有了模型 60 个周期(5 年)的患者队列分布的数据后,下一个任务是在模型中添加贴现率。请记住,按照惯例我们对每一年应使用相同的贴现率,并且对第一年不进行贴现。在本书第 5 章(5.6 节)能够找到贴现的公式。在 Excel 中幂的运算符号是"^"。请将贴现率作为参数添加到参数表中,这将更易于判断不同的贴现率是否会影响评估结果。如果您已经在参数表中添加了贴现率,请记住为单元格命名名称并在函数中使用它。大多数研究对成本和获益使用每年 5% 的贴现率[①]。

在添加贴现率后,需要对治疗 B 进行相同的操作:构建转移矩阵,设置队列的初始概率分布,为队列分布构建包括各个健康状态的马尔可夫迹,然后添加贴现率。

表 9-5 给出了模型中每个健康状态的一个月成本和效用,请将这些数据添加到您的参数表中,然后完成马尔可夫迹的成本和健康产出数据。在设置计算好第 1 个周期成本和获益的公式后,就能够简单地将这些公式复制到模型的其他周期。完成后,需要计算模型时间范围内每个健康状态的总时间、成本和获益。建议将这些计算放在马尔可夫迹相关列的底部。图 9-5 展示了治

---

① 译者注:原书中本练习使用的贴现率是 3.5%。

疗 A 的计算结果。请为治疗 A 和治疗 B 都进行上述操作。

表 9-5　成本和效用参数

	治疗 A	治疗 B
成本参数		
"沉默"	$61.52	$926.52
"活跃"	$122.43	$987.43
并发症	$397.00	$397.00
死亡	$ 0.00	$ 0.00
QALY 参数		
"沉默"	0.068	0.068
"活跃"	0.054	0.054
并发症	-0.011	-0.011
死亡	0.000	0.000

					沉默	活跃	并发症	死亡	沉默	活跃	并发症	死亡
总计	1 830	1 107	5.81	39.42	3.70	653.18	695.25	14 461.28	0.00	0.72	0.31	-0.42	0.00
							总成本	$15 809.71			总天数	0.62

图 9-5　治疗 A 马尔可夫迹汇总

9.7　计算确定性的增量成本效果比 (ICER)

至此已经构建了一个几乎完整的确定性的马尔可夫成本效果模型,接下来需要对马尔可夫迹数据进行半循环校正。请查阅本书第 5 章的内容,回顾为什么需要进行半循环校正,然后在刚刚计算的未校正总数下方添加一组"半循环校正"的马尔可夫迹汇总。图 9-6 展示了用于计算模型中半循环校正总成本的公式。您所引用的单元格可能会和图中有所不同,具体取决于您的工作表中马尔可夫迹数据的位置,但公式应该相同。在我们的工作表中,第 22

行包含前半循环的结果,第 82 行包含计算半循环校正时使用的后半循环的结果。

沉默	活跃	并发症	死亡
=0.5 * O22+SUM(O23:O81)+0.5 * O82	=0.5 * P22+SUM(P23:P81)+0.5 * P82	=0.5 * Q22+SUM(Q23:Q81)+0.5 * Q82	=0.5 * R22+SUM(R23:R81)+0.5 * R82
		总花费	=O90+P90+Q90+R90

图 9-6 成本的半循环校正公式

然后计算 ICER 和净效益。建议设置 λ = \$50 000/QALY[①]。我们将假设队列视为一个人,他的总成本和健康产出实际上是预期成本和预期健康产出,如此可以计算出 ICER。但是,在此之前,建议您创建第三个工作表——结果工作表。对马尔可夫迹工作表中的包含预期成本和健康产出的单元格进行命名,以便在结果工作表的公式中使用这些名称。图 9-7 展示了我们模型的结果。

	成本	健康产出	净效益
治疗 A	\$15 609	1. 184	\$19 903
治疗 B	\$19 586	1. 278	\$18 740
增量	\$3 977		
	for	0. 094	QALY
ICER	\$42 411. 02	/QALY	

图 9-7 预期增量成本效果和净效益(确定性)[②]

至此,成本效果模型的结构已经完整了。下一章将使用参数的概率分布取值替换确定性取值进行分析[③]。

9.8 小结

构建确定性成本效果模型的 6 个步骤包括:

---

① 译者注:λ 即 QALY 阈值。
② 译者注:原书中此处实际使用的 λ 是 \$30 000/QALY。
③ 译者注:不同的模型师构建模型时可能习惯的顺序不同,译者的操作习惯与本节讲的顺序不同:先用一列标明周期数,再用一列计算不同周期下的贴现比例。随后计算马尔可夫迹,再对马尔可夫迹进行半循环校正,最后计算不同周期下的成本和效用,谨供读者参考。更多关于建模中的良好操作可以参考 ISPOR 发布的建模良好研究操作(*Modeling Good Research Practices*)系列报告。

第 1 步：构建完整的模型参数清单。

第 2 步：构造转移（概率）矩阵。

第 3 步：构建参数表——记录在第 1 步中构建的参数清单中的信息。

第 4 步：除了在第 2 步中构建的转移（概率）矩阵之外，在参数表中为每种治疗方案在模拟的时间范围内记录马尔可夫迹预留空间，包括若干子表，每个子表包含队列分布、干预成本和健康产出（QALY）。如果恰当，在工作表中添加贴现率，并确保将其应用到所有治疗方案的痕迹数据中。

第 5 步：编写生成数据的函数。填写转换矩阵的公式，并明确初始的状态分布。

第 6 步：将转移矩阵应用于队列，以创建模型时间范围内所有周期的马尔可夫迹。确保相关列的计算中包括了贴现率，如果适用，对马尔可夫迹数据进行半循环校正。最后计算 ICER 和净效益。

第 10 章

马尔可夫模型概率化

第 9 章中描述的确定性模型通常被用作构建概率化模型的一个重要基础和步骤。构建确定性模型和进行单因素敏感性分析(one-way sensitivity analysis, OWSA)可以帮助研究者检查基础模型的效度。考虑到检查模型是否按预期运行的重要性,我们要确保构建的模型有能力在确定性或概率化模式下正常运行。

10.1　引言

在本章中,我们将把第 9 章中构建的确定性 CEM 转换为完全的概率化模型。在此之前,我们将介绍 Excel 中的一些额外功能,包括构建 Excel 宏(Macro)来自动处理概率性分析中的重复性工作。10.2 节回顾了围绕确定性和概率性 CEM 的一般性问题。10.3 节和 10.4 节描述了如何在 Excel 中将模型参数随机化及如何使模拟过程自动化。10.5~10.7 节介绍了如何概率化所有效果、成本和效用参数,并结合楚列斯基分解进行练习。

10.2　确定性和概率性 CEA

首先我们将回顾一下有关确定性和概率性分析的一些一般性问题。我们在第 4 章介绍敏感性分析时曾提到:有许多方法可以探索某种卫生干预方案的成本和获益的不可避免的不确定性。概率敏感性分析(probabilistic sensitivity analysis, PSA)是经济学评价中最强大的工具之一,可以捕捉大量不同证据的不确定性。

PSA 允许模型中"所有参数"都具备不确定性是具有误导性的说法。诚然,PSA 对于探索模型中一组参数数值的不确定性是非常有用的。然而,它不适合用来研究和检验一个模型的核心假设,如临床路径(因为这是相对确定且不容改变的)。例如,在一个诊断疑似卒中(中风)的模型中,决策树模型可能会考虑我们如何识别潜在病例,如何干预识别的病例(以及未识别的病例),以及由于干预而可能产生的各种并发症的后果。一个随机的模型——也就是让我们能够做 PSA 的那种模型——将以与上述卒中模型完全相同的方式纳入这些结构性问题。唯一的区别是,某些模型参数将不再是一个确定性的数值,而是参数分布。这些参数分布将试图捕捉到所有与抽样变异、模型外推(extrapolation)和通用性(generalisability)有关的不确定性。在上述卒中模型的例子中,这些参数可能包括卒中的人口发病率、检测卒中的特定方法的敏感性或与特定产出相关的成本和生命的损失。

宽泛地讲,如果一个在 Excel 中构建的确定性模型中使用了某个数值,那么它就有可能成为随机性模型中的候选变量。反之,那些模型中不涉及数字的元素,更可能在那些评估结构和方法学不确定性的其他敏感性分析中出现。然而,这并不是一个绝对的规则。例如,关键的方法学选择之一,如成本和健康获益的贴现率虽然是模型中的数字参数,但通常不包括在 PSA 中。这种类型的方法学不确定性会被评估,**但通常是通过手动改变该参数值之后基于新的贴现率重新运行整个 PSA 来完成评估**。因此,在一个完整的 PSA 中通常有且仅有三种参数被随机化:治疗效果、成本和效用。在第 6~8 章中介绍了每一类参数通常使用的概率分布情况。

在继续讨论如何概率化一个模型的细节之前,需了解构建一个确定性模型的价值。确定性模型经常被当作构建随机性模型的重要步骤,因为 OWSA 中体现出的问题可以帮助研究者检查确定性模型的效度。在 OWSA 中,我们基本上做了一个简单的假设,即可以单独考虑模型中的每一个参数。这对于检查模型是否按预期运行十分重要。例如,如果我们提高了决定死亡率的有效性参数(即死亡率提升),但发现预期寿命延长,那么就有初步证据表明模型中存在错误(因为在其他因素保持不变,死亡率提升时,预期寿命应该减少)。确定性模型中单独考虑每个参数的设定,意味着我们能够快速地检查模型是否按预期的方式运作①。相比之下,一开始就具备随机性的模型则不允许我们进行这样的操作。

上文提到在其他条件相同的情况下,如果死亡率增加,一个运作良好的随机性模型的预期寿命会降低。不过,在随机性模型中,改变死亡率前后,模型中的其他参数也会发生变化,无法做到控制其他变量。例如,如果想探寻死亡率是否在模型中被正确地计算,那么我们可能会通过手动将原数值更改成更低的值,来看一下最终患者的预期寿命是否增加。在确定性模型中,这样做是完全没问题的(因为其他参数都保持不变)。但是在随机性模型中,由于其他参数也会在死亡率的数值更改的同时变化,那如果死亡率以外的参数变化使预期寿命增加足够大的数量,即便这个模型中死亡率被错误地计算了(使得预期寿命降低),最终的预期寿命也会变得更高,使得模型看起来没问题,但是真的没问题吗? 我们不得而知。因为死亡率被错误纳入后引起的预期寿命的降低,可能会被其他参数引起的预期寿命增加所掩盖。所以,概率化模型不允许我们像确定性模型那样,能可靠地检查模型的技术效度(即无法回答"这个模型看起来对吗?"这个问题)。鉴于检查模型是否按预

---

① 译者注:模型是否按预期工作即反映模型内部效度(internal validity)/技术效度(technical validity)的好坏。目前已有若干模型技术效度的检查清单,如 TECH-VER 等。需要区别 TECH-VER 等与 CHEERS,前者检查的是模型,后者检查的是报告。

期执行的重要性,建立能够在确定性或概率化模式下具有运行功能的模型是很重要的。

10.3 使马尔可夫模型成为概率化模型

给模型参数随机取值将使用一种相对标准的公式。由于我们需求的是一个从分布中随机抽取的参数值,那么这个步骤的关键信息是先生成一个随机数。在 Excel 中,这是 RAND( ) 函数确定的,它可以从 0 到 1 之间随机地抽取一个服从均匀分布的实数。每当电子表格中的某些内容发生了变化(例如,输入了新的公式或粘贴了某些内容),或是因为用户按下 F9 键(在 Windows 中)告诉 Excel 重新计算,这个函数都将重新计算。这使得它非常适合于概率化模型。

使用 RAND( ) 来确定我们感兴趣的分布中的一个点。例如,假设我们希望从一个平均数为 0,标准差为 2 的正态分布中抽样。图 10-1(a) 描述了这个分布的中心部分,在值-6 和 +6 之间;尽管在这个范围之外也有可能出现更大和更小的值,但很明显,这个分布的大多数随机抽样都会落在这个范围内。图 10-1(b) 显示了同样的信息,但是以累积密度函数(cumulative density function, CDF) 的形式。例如,假设我们从 0 到 1 的实数中抽到了一个 0.65 的随机数(见纵轴)。然后可能会问,我们需要(从横轴中) 选什么值,才能使我们选的这个数值高于 65% 的所有的可能值。以这种方式使用随机数意味着虽然选择任意一个累积概率值(纵轴上的任意一点) 的概率是相同的,但更有可能选择分布中更常见(密度更大) 的数字[①]。

Excel 有相对广泛的内置函数来计算累积密度函数(见表 10-1)。在上面的例子中,我们将使用以下公式 " = NORM. DIST(A1,0,2,TRUE) ",其中 A1 单元格是使用 RAND( ) 函数所随机抽取的数字。Excel 对此的解读如下:将对在单元格 A1 中生成的随机数代入正态分布,且该正态分布的平均值为 0,标准差为 2,求该随机数对应的累计密度函数值。最后 "TRUE" 则是向 Excel 确认我们这里要计算的是累积密度函数值[即图 10-1(b) 部分的纵轴值]。Excel 中的每一个分布都有一个相应的反函数(同样,见表 10-1),这使我们能够根据既定的累计密度函数值来反推对应该参数的随机取值(后面章节中将使用反函数来为模型参数随机取值)。

---

① 译者注:这里密度更大指的是 CDF 上切线斜率较高的区域,如图 10-1(b)-2 到+2 的这部分的点。

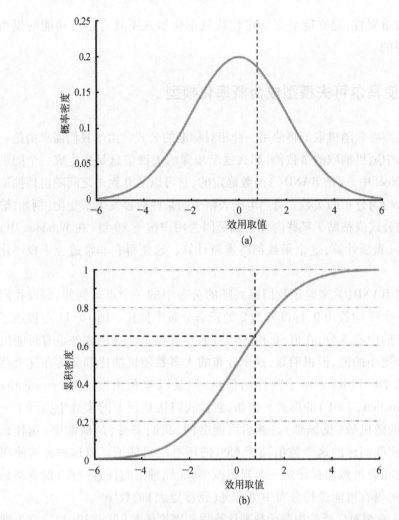

图 10-1　截断正态分布(0,2)

表 10-1　Excel 支持的常用分布、函数和反函数

分布	分布函数	分布反函数
正态分布	NORM. DIST	NORM. INV
二项分布	BINO. DIST	BINO. INV
Beta 分布	BE. DIST	BETA. INV
Gamma 分布	GAM. DIST	GAMM. INV
对数正态分布	LOGNORM. DIST	LOGN. INV

续表

分布	分布函数	分布反函数
t 分布	T. DIST	T. INV. 2T
Weibull 分布	WEIBU. DIST	

一般来说,表 10-1 中的每一个系列的参数分布都有自己的相关参数集(或"参数化")。在 Excel 中,当我们从某个分布中抽取数值时,都遵循类似的结构。因此我们的命令通常会从相应的反函数开始,并选择一个随机数(或是引用另一个包含随机数的单元格),然后使我们感兴趣的分布参数化。重要的是,每个参数分布都引用单独的随机数抽取,即单独使用 = RAND( )。如果每个分布使用相同的随机数抽样,这将在参数之间产生人为的关联。

10.4 从随机性模型中获得 PSA 结果

在进行 PSA 编程之前,确保分析的结果被归类至关重要。在第 9 章中,你已经学习了要设置单元格来存储每个治疗方法的成本和产出估计值。现在你需要建立单元格来捕捉和存储每次模拟的输出,以便后续分析。这就需要建立一组单元格,这些单元格的形式与你在第 9 章末尾创建的单元格一致,但需要在每次模拟结束时,将这些结果复制到结果存储区域中(既建立的一组单元格)。如果要运行 10 000 次模拟,那么你会想把这个烦琐的工作自动化,不然你可能干到退休都干不完。

本章涵盖了构建概率化模型的主要步骤。我们也有一系列关于如何使用 Excel 工作簿的课程供学习:https://hta-modelling. leeds. ac. uk/downloads/。该课程总共提供了六个练习:(a) 修改你的确定性模型为随机性模型;(b) 和(c) 添加 Beta 分布和近似 Dirichlet 分布;(d) 为成本添加 Gamma 分布和对数正态分布;(e) 添加随机的效用参数;(f) 使用楚列斯基分解添加具有相关性的参数。

在 Excel 中实现重复性操作自动化的方法是创建一个宏。宏是一个简单的 Visual Basic 程序。如果你以前没有写过宏,那么最简单的方法是使用"录制宏"的功能[1],然后你可以在 Excel 中回顾和学习 Excel 是如何用宏实现你的

---

[1] 译者注:具体操作步骤为,单击"录制宏"的按键后,Excel 会自动记录下你录制后对 Excel 的操作,直到你选择"停止录制"。这段时间内你的操作将会以 Visual Basic 的语言被记录在宏里。

操作的。Excel 记录的 Visual Basic 代码,是可以被编辑的,在编辑后,你就可以根据你的需要,来让其帮你实现自动化的工作。

在方框 10-1 中,我们制作了运行 10 000 次模拟的示例 PSA 代码。你可以看到将储存每一次模拟结果的单元格命名为"psa_source",并指示 Excel 复制这些单元格。然后我们指示 Excel 进入名为"psa_target"的单元格区域,向下移动一个单元格,粘贴刚刚从"psa_source"复制的数值。在每一次模拟结束后,Excel 都将重复上述工作,直至模拟结束。

方框 10-1　PSA 宏案例

```
1   Sub PSAruns ()
2
3       Dim NumRuns As Integer = 10000
4
5       Application.ScreenUpdating = False
6       Application. Goto Reference： = " opt _
modeltype"
7       ActiveCell.FormulaR1C1 = "Stochastic"
8
9       Application.Goto Reference： = "psa_source"
10          Selection.Copy
11
12      Application.Goto Reference： = "psa_target"
13      For counter = 1 to NumRuns
14          ActiveCell.Offset(1, 0).Select
15          Selection. PasteSpecial  Paste： =
xlPasteValues,_
16          Operation： = xlNone, SkipBlanks： =
False, Transpose： = False
17      Next
18
19      Application. Goto Reference： = " opt _
modeltype"
```

```
20          ActiveCell.FormulaR1C1 = "Deterministic"
21          Application.ScreenUpdating = True
22  End Sub
```

只要你确定你所需要的模拟次数（如第 3 行的 NumRuns），Excel 就会把 psa_source 中的输出复制到 psa_target 并重复对应的次数。并不需要精通 Visual Basic 才能写出这样的宏。然而，值得注意的是，该宏有两个功能十分重要，那就是关闭和开启屏幕刷新（Screen Vpdating）（第 5 行，第 21 行），以及关闭和开启模型的随机版本（第 6~7 行，第 19~20 行）的功能。我们只需要选择并复制一次 psa_source（第 9~10 行），找到 psa_target（第 12 行）后向下移动（第 14 行）一行，然后再把这个范围的数值粘贴过去即可（第 15~16 行），该操作将自动重复"NumRuns"次，这也是我们事先定义好的 PSA 的模拟运行次数。

你可能想知道为什么我们选择了 10 000 次模拟，而不是更少或更多次？如何确定模拟的次数，使得 PSA 的结果是值得信赖的呢？这里的关键概念是可靠性（reliability）和收敛性（convergence）。我们必须确信 PSA 是可靠的，换言之也就是如果重新运行模型，模型的结果不会服从一个完全不同的分布。最简单的方法是在基础模型（即在不修改方法假设的情况下）的基础上重新运行相同次数的 PSA，然后检查每个成本和效益分布的平均值和标准差是否与之前运行的结果相同。如果这些数字相同，那么我们可以说，结果已经收敛，可以安全地使用 PSA 的结果。注意，如果你改变了模型中任何方法上的假设，那么严格地说，你应该重新探索使得模型收敛的 PSA 模拟次数，而不是假设只要模拟次数与改变模型假设之前达成收敛的模拟次数相同就足够了。大多数模型可以从 5 000~10 000 次运行开始，因为这通常不会花太久的时间，并能为我们提供一个不错的可能收敛的结果。如果 PSA 的结果没有收敛，那么我们就提高模拟次数。

10.5 练习：概率化效果参数

以你在第 9 章中构建的确定性 CEM 为基础，使模型具有概率性的第一项任务是告诉 Excel 改变所使用的参数值，使其从确定性的数值变为概率性的数值。这可以分为两步完成：首先将模型类型单元格从"deterministic"改为"stochastic"，然后，在参数工作表的"value used"一栏中，确保 IF 语句现在指示 Excel 使用参数表"stochastic"一列中的数据,而不是参数表中原来的确定性数据。你将需要对每个参数都进行同样的操作。

完成上述工作后,现在你需要确保概率性模型中的转移矩阵的单元格是从"value used"一列中获取数据(这样才能保证模型的随机参数被正确引用,而不是确定性参数)。在我们的模型中,转移矩阵的单元格是 B22:C28,而"value used"的单元格是 D8:D20。

我们将使用 Beta 分布来为我们模型中的效果参数进行抽样。在参数工作表上,相关列为[1]:

参数名称	含义
RAND	在模拟中使用的随机数
Distribution	分布类型(Beta 分布、Gamma 分布、对数正态分布等)
Param_1	分布的第一个参数值
Param_2	分布的第二个参数值
Data moment_1	分布的第一个矩的估计值
Data moment_2	分布的第二个矩的估计值
Distribution moment_1	分布的第一个矩
Distribution moment_2	分布的第二个矩

以下是关于治疗方法 A 的有效性的数据。

从沉默状态的转移情况:对 125 人进行了为期一个月的跟踪调查。

- 113 人仍处于"沉默"状态。
- 11 人进入"活跃"状态。
- 1 人进入并发症状态。
- 0 人进入死亡状态。

在这 125 人中:

- 有多少人从沉默进入活跃状态?_____
- 有多少人没有从沉默进入活跃状态?_____

我们使用这些数据来描述 p_active 的 Beta 分布(从沉默转为活跃状态的概率)的特点。你需要在 RAND 列的单元格中设置一个随机数抽取功能。如果有必要,请回到 6.5 节以复习该操作。请记住,对于比例形式的 Beta 分布,发生进展的人数是 α 参数的值,没有发生进展的人数是 β 参数的值。这些数据分别放

---

[1] 译者注:在建模时,这几列将会依次排开,同时你将需要在 Excel 中通过在特定分布的反函数中引用某些列的数值来完成参数的随机抽样,下文会详细说明。

在 Param_1 和 Param_2 列中。现在你需要在随机列中使用 Beta. inv( ) 函数,从每个分布中抽取一个随机数[①]。同时,你可以使用下面的公式计算你所构建的分布所产生的平均数和方差,并将其分别记录在 Distribution moment_1 和 Distribution moment_2 列中。计算这些数字可以作为一种检查,特别是当我们使用矩估计法(methods of moment)来生成服从某个分布的参数时。

$$\mu = \frac{\alpha}{\alpha + \beta}$$

$$\sigma^2 = \frac{\alpha\beta}{(\alpha + \beta)^2(\alpha + \beta + 1)}$$

在表 10-2 中,我们报告了疗法 A 和疗法 B 在 1 个月的随访中观察到的疾病转归情况。你会注意到,疗法 B 的样本量比疗法 A 的大得多。与疗法 A 相比,你认为这对疗法 B 的参数的标准差有什么影响? 请注意,标准差是方差的平方根。

表 10-2　疗法 A 和 B 的疾病转归观测值

治疗 A	沉默	活跃	并发症	死亡
沉默	113	11	1	0
活跃	12	44	8	1
并发症			1 426	5
死亡				
治疗 B	沉默	活跃	并发症	死亡
沉默	1 010	105	16	2
活跃	178	579	82	1
并发症			1 426	5
死亡				

当然,将每一个单独的疾病转归建模为 Beta 分布,忽略了以每个疾病状态为起点的转移率之间的内在关联性[②]。对从沉默状态转移到活跃、并发症及死亡状态都使用 Beta 分布,将无法保证内在关联性(即无法保证其总和始终为

---

①　译者注:通过在 Excel 中输入公式 =Beta. inv(rand( ) , Param_1, Param_2) 即可随机生成服从该分布的转移概率。
②　译者注:这里的内在关联性指的是,我们要保证从某一个健康状态转移到不同的状态的概率,即使在 PSA 里对其同时进行随机化抽样时,其总和始终保持为 1。

1)。而使用 Dirichlet 分布可以使我们在保证关联性的同时,对疾病转归的不确定性进行描述。

你可以回顾一下第 6 章,复习一下使用 Gamma 分布构造 Dirichlet 分布的步骤。请注意,每个转移参数的取值都需要一个对应的 Gamma 分布,以及额外的一列用于合并计算转移概率。详情请见图 10-2。

		D	F	G		H
49		random draw	alpha	gamma draw		parameters
50	Probability of **silent disease** from silent disease	=RAND()	113	=GAMMA.INV(D50, F50, 1)		=G50/SUM($G$50:$G$52)
51	Probability of **active disease** from silent disease	=RAND()	11	=GAMMA.INV(D51, F51, 1)		=G51/SUM($G$50:$G$52)
52	Probability of **complictions** from silent disease	=RAND()	1	=GAMMA.INV(D52, F52, 1)		=G52/SUM($G$50:$G$52)
53	Probability of **death** from chronic silent disease	=RAND()	0			

图 10-2　为 Dirichlet 分布构建 Gamma 分布

10.6　练习:成本和效用参数的概率化

表 10-3 报告了对模型中每个状态的成本参数进行参数化所需的数据(死亡状态除外)。我们假设死亡的患者不会再产生任何成本。表 10-3 中还规定了你用来参数化的分布。你可以回顾一下第 7 章来复习一下如何对这些分布进行参数化。

在沉默状态和活跃状态的参数行中添加了 RAND() 列之后,首先使用以下公式计算 LogNormal 的参数 σ:

$$\sigma = \sqrt{\ln\left(1 + \frac{s^2}{E[x]^2}\right)}$$

表 10-3　用来对成本参数的分布进行参数化的成本数据

状态	分布种类	均值	标准差
沉默期	对数正态分布	$28.21	$3.98
活跃期	对数正态分布	$84.20	$22.10
并发症	Gamma 分布	$432.69	$18.01

现在用公式计算出另一个参数 μ

$$\mu = \ln(E[x]) - \frac{1}{2}\sigma^2$$

在 Param_1 和 Param_2 栏中分别记录下 σ 和 μ，然后基于 RAND( )，Param_1 和 Param_2，使用 LogNorm. INV 函数从该分布中随机抽取参数值[①]。在随机列中，也可以用以下公式对生成的随机参数的可靠性进行检查（亦即检测 $E[x]$ 和 s 是否和表 10-3 中给出的一致）。

$$E[x] = e^{\mu + \frac{1}{2}\sigma^2}$$

$$s = e^{\mu + \frac{1}{2}\sigma^2}\sqrt{e^{\sigma^2} - 1}$$

第三种状态并发症的成本参数是用 Gamma 分布进行参数化的。Gamma 分布是由 α 和 β 表示，其中

$$\beta \equiv \frac{s^2}{E[x]}$$

而

$$\alpha \equiv \frac{E[x]}{\beta}$$

同样，通过使用 Distribution moment 列中的公式，你可以检查基于 Gamma 分布的参数 α 和 β 计算出来均值和标准差是否与表格中的值相同：

$$E[x] = \alpha\beta$$

以及

$$\alpha = \sqrt{\alpha\beta^2}$$

表 10-4 提供了为模型中的效用参数指定分布所需的数据。我们为沉默、活跃和并发症三个状态分别提供了参数化所需的分布类型以及所需数据。根据定义，死亡状态的效用值自动被认定为是零。沉默期、活跃期状态的效用值几乎可以肯定是正数。因此，你可以使用 Beta 分布来为它们设定参数。相比

---

① 译者注：通过在 Excel 中输入公式 Lognorm. inv(rand( )，Param_1，Param_2) 即可随机生成服从该分布的成本参数。

之下,在并发症状态下的效用值有很大可能小于零[1],因此,Gamma 分布更为适合[2]。

表 10-4　用来对效用参数分布进行参数化的效用数据

状态	分布种类	均值	标准差
沉默	Beta 分布	0.819	0.021
活跃	Beta 分布	0.653	0.109
并发症	Gamma 分布	-0.137	0.180

对于沉默和活跃状态的效用值,你必须使用以下两个公式,基于我们在表 10-4 中提供的平均值和标准差,来计算出 Beta 分布中 α 和 β 的数值。记住,标准差是方差的平方根。

$$\alpha + \beta = \frac{E[x](1 - E[x])}{s^2} - 1$$

和

$$\alpha = E[x](\alpha + \beta)$$

一旦你完成了这一工作,你就可以在参数表相关行的随机列中从 Beta 分布中为沉默和活跃状态的参数值随机抽取数值。就像之前提到的,你将在 Excel 中键入公式"Beta. inv(RAND( ), α, β)"来随机生成服从该 Beta 分布的效用值。另外,请务必记得通过比较用于参数化该参数的数据[3]和基于分布所生成的随机参数的关联以及合理性来进行复查。

并发症状态的效用值预计会包括一些负值[4]。因此需要使用 Gamma 分布,如我们在书中所说,为该效用值定义一个负效用值以避免不合逻辑的值是一个很有用的办法,这里为应用这种方法提供了机会。您可能需要将另一行添加到参数表中,并使用该行计算负效用值(用 1 减去从 Gamma 分布中随机生成的数值,来获得该状态对应的效用值)。Gamma 分布中, β 的计算方法是

---

① 译者注:遭受严重并发症折磨的患者可能感到生不如死。
② 译者注:这里实际操作中首先需要定义一个由于发生并发症带来的负效用(disutility),这个负效用服从 Gamma 分布,然后用 1 减去这个负效用得到并发症状态的效用值。本案例中,并发症状态的效用值为 -0.137,则可推断出并发症状态带来的负效用为 1.137。
③ 译者注:也就是均值和标准差。
④ 译者注:也就是说在 PSA 中,该状态的患者效用值的随机抽样值可能为正也可能为负。

方差除以平均值,而 α 是平均值除以 β。 因此,可以使用表 10-4 中报告的均值($1-(-0.137)=1.137$)和标准差(0.180)来计算 α 和 β,然后使用这些数据在参数表的随机列中从 Gamma 分布中随机抽取数值。这样一来,并发症状态的效用参数的随机值就是 1 减去这个数值。

10.7 练习:纳入楚列斯基分解

现在,你的模型中的所有参数都应该有与之相关的分布,因此你有可能从模型中得出基于这些分布生成的随机参数的模拟结果。但这里有一个隐含的假设,即参数之间是独立的,除非在分布的选择中特地考虑了参数之间的相互关联性。例如,对一组从某一个健康状态转移到各个状态的转移概率使用 Dirichlet 分布。因此,对模型进行参数化的最后一步是应用楚列斯基分解,以捕捉参数之间的相关性。在本章节的案例中,我们将考虑模型中效用值之间的相关性。在进行这一阶段的练习之前,你可以重温一下第 8 章,温习一下你对楚列斯基分解的理解。

表 10-5 报告了回归分析的方差-协方差矩阵,我们是基于该矩阵来计算在本模型中使用的效用值的。在这样一个矩阵中,任何两个参数之间的协方差可以通过查看其中一个参数的列和另一个参数的行来找到。我们沿着主对角线看一个值(即从左上角到右下角的那条线),这条对角线上的数值就是方差(是标准差的平方)。

表 10-5　效用回归模型的方差-协方差矩阵

	沉默	活跃	并发症
沉默	0.000 4	0.000 9	0.000 8
活跃	0.000 9	0.011 9	0.013 2
并发症	0.000 8	0.013 2	0

你需要将其添加到你的参数工作表中。实施分解的第一步是计算这些变量的标准差,即主对角线上数字的平方根。例如,对于状态,可以在"活跃"行和"沉默"列相交处找到方差($0.000 4$),进而对其开根号来计算标准差(0.021)。同理,对于"活跃"状态,标准差等于 0.109(即 $0.011 9$ 的平方根)。我们也可以通过用协方差($0.000 9$)除以沉默和活跃状态的标准差来确定这

两个参数之间的相关性。上述具体计算步骤如下：

1. $\sigma_{\text{Silent}} = \sqrt{0.004} = 0.021$。

2. $\sigma_{\text{Active}} = \sqrt{0.0119} = 0.109$。

3. $\rho_{\text{Silent, Active}} = \dfrac{\text{Covariance(Silent, Active)}}{\sigma_{\text{Silent}} \cdot \sigma_{\text{Active}}} = \dfrac{0.0009}{0.021 \times 0.109} = 0.393$。

表 10-6　效用参数间的相关性

	沉默	活跃	并发症
沉默	1.000		
活跃	0.393	1.000	
并发症	0.219	0.673	1.000

现在你需要利用方差矩阵中的信息，计算每个效用参数之间的相关性。一旦你完成了这项工作，你所得出的表格应该与表 10-6 一致。

现在要构建三个相关参数的楚列斯基分解，你需要计算以下变量矩阵（图 10-3）。

σ_{silent}	0	0
a	b	0
c	d	e

图 10-3　三个相关参数的楚列斯基分解的构成要素

其中，每个要素按次序以如下方式计算：

$$a = \rho_{\text{Silent, Active}} \cdot \sigma_{\text{Active}}$$

$$b = \sqrt{\sigma_{\text{Active}}^2 - a^2}$$

$$c = \rho_{\text{Silent, Compl}} \cdot \sigma_{\text{Compl}}$$

$$d = \frac{\rho_{\text{Active, Compl}} \cdot \sigma_{\text{Active}} \cdot \sigma_{\text{Compl}} - ac}{b}$$

$$e = \sqrt{\sigma_{\text{Compl}}^2 - c^2 - d^2}$$

请注意,附录 10.1 中给出了一套处理类似 2~7 个变量的楚列斯基分解的"解决方案"。

在构建了楚列斯基分解之后,模型中的效用值是通过将其与观察到的(确定性)平均值和一些标准的正态变量相结合来构建的,如图 10-4 所示。

在你的参数表中,随机效用参数的三个单元格现在是一个数组。记住在公式周围使用大括号(确认公式时按 Ctrl+Shift+Enter 键),并使用 MMULT 函数来结合楚列斯基分解和标准正态变量。我们模型中的公式如下所示:

$$\{ = E15:E17 + MMULT(D56:F58,D62:D64) \}$$

$$\begin{bmatrix} x_{\text{Silent}} \\ x_{\text{Active}} \\ x_{\text{Compl}} \end{bmatrix} = \begin{bmatrix} \mu_{\text{Silent}} \\ \mu_{\text{Active}} \\ \mu_{\text{Compl}} \end{bmatrix} + \begin{bmatrix} \sigma_{\text{Silent}} & 0 & 0 \\ a & b & 0 \\ c & d & e \end{bmatrix} \begin{bmatrix} z_1 \\ z_2 \\ z_3 \end{bmatrix}$$

图 10-4　用楚列斯基分解计算相关效用参数值

你的模型中的单元格引用可能不同,但除此之外你的公式应该是一样的。

从马尔可夫模型中生成全套模拟结果的最后一步是构建一个宏,使得我们可以从参数分布中反复取样,并记录模型的输出值。

目前,在"Transition Matrices"这行工作表上,你已经定义了一些单元格,用于计算模型单次运行后得出的预期成本和结果以及相关的 ICER。在下一次模拟开始前,你需要确定一个位置来存储上一次运行的结果。因此,你必须构建一个宏,复制总成本和结果单元格中的数值,并将其粘贴到结果存储位置。它需要在你选择运行的模拟中反复进行这样的操作,次数不限。关于我们模型中的宏的 Visual Basic 代码,见方框 10-2。记住,每次你粘贴一次模拟的结果时,Excel 会自动重新计算模型,从而产生下一组模拟结果。

方框 10-2　运行 PSA 和记录每次模拟结果的样板宏

```
Sub PSAruns()


numruns = 10000


'PSAruns Macro
  Application.ScreenUpdating = False
```

```
    Application.Goto Reference: = "opt_modeltype"
        ActiveCell.FormulaR1C1 = "Stochastic"


    Application.Goto Reference: = "psa_source"
        Selection.Copy


    Application.Goto Reference: = "psa_target"


    For counter = 1 To numruns
        ActiveCell.Offset(1, 0). PasteSpecial Paste: =
xlPasteValues, _
            Operation: =xlNone, SkipBlanks: =False, Transpose:
=False
        Application.StatusBar = "% Complete:" & (counter /
numruns) *100
        Next


    Application.Goto Reference: = "opt_modeltype"
        ActiveCell.FormulaR1C1 = "Deterministic"


    Application.ScreenUpdating = False


    Application.Goto Reference: = "psa_results"
        Selection.Copy


    Application.Goto Reference: = "psa_res_target"
        Selection.PasteSpecial Paste: =xlPasteValues, _
            Operation: = xlNone, SkipeBlanks: = False,
Transpose: =False
    End sub
```

　　你会注意到,我们的模型被设定为运行 10 000 次模拟。这是一个合理的模拟次数,可以有信心实现对预期成本和结果的稳定估计。然而,如果你的计算机不是特别强大,你可能希望减少模拟的数量。思考一下,你会怎么做来确保你的模型已经收敛?

当 PSA 模拟运行完毕,你就可以生成概率性模型所能产生的全部输出。这将是第 11 章的重点。

10.8　小结

（1）概率模型用概率分布取代确定性的参数值。

（2）概率敏感性分析只涉及参数的不确定性。其他类别的不确定性同样不可忽视。

（3）在 Excel 中,我们将 RAND（）函数与特定的分布函数相结合,如 Norm. inv,进而从（累积）概率密度函数中取样参数值。

（4）在 Visual Basic 中编写宏,使我们能够自动完成 PSA 所需的生成数千次模型运行的重复过程。

（5）在我们的练习模型中,我们用三个 Gamma 分布构建了一个 Dirichlet 分布来描述有效性参数的不确定性。

（6）我们使用正态对数分布和 Gamma 分布来描述成本参数的不确定性,使用 Beta 和 Gamma 分布来描述效用参数的不确定性。

（7）我们对效用参数采用了楚列斯基分解,以说明模型中每个健康状态的效用值的相关性。

附录

附录 10.1: 优化 Excel 中的 Visual Basic 宏

上文中给出的例子是为了引导新手了解宏的基本内容。这个宏（或与之类似的宏）是在 Excel 记录下的一小段关于复制和粘贴的任务所产生的宏的基础上,插入命令来告诉 Excel 重复这个过程之后生成的。

请尽可能地优化你的宏。一个可能出错的地方是在宏中告诉 Excel 进行复制和粘贴的时候。当 Excel 不得不使用操作系统内部的剪贴板时（将每次模拟运行的结果复制并粘贴到储存结果的区域）,这意味着当你的模型在“后台”运行时,它很难同时进行其他正常任务。

出于这个原因,请尽量在 Excel 中命名单元格并进行引用。因为如果用特定名称来指代那些展示每次模拟结果的单元格,用其他名称来指代要将这些结果粘贴到的单元格,就可以避免使用剪贴板。

我们的原始宏显示如下(方框 A-1):

方框 A-1　概率敏感性分析的样板宏

```
1   Sub PSAruns ()
2
3       Dim NumRuns As Integer = 10000
4
5       Application.ScreenUpdating = False
6       Application. Goto  Reference: = " opt _
modeltype"
7       ActiveCell.FormulaR1C1 = "Stochastic"
8
9       Application.Goto Reference:="psa_source"|
10              Selection.Copy
11
12      Application.Goto Reference:="psa_target"
13  For counter = 1 to NumRuns
14              ActiveCell.Offset(1, 0).Select
15              Selection. PasteSpecial Paste: =
xlPasteValues,_
16              Operation: = xlNone, SkipBlanks: =
False, Transpose:=False
17       Next
18
19      Application. Goto  Reference: = " opt _
modeltype"
20      ActiveCell.FormulaR1C1 = "Deterministic"
21      Application.ScreenUpdating = True
22  End Sub
```

第 6~7 行将被称为 " opt_modeltype " 的单元格的值改为值 " Stochastic " ,也就是将模型改为随机版本,而第 19~20 行将其改回 " Deterministic " ,即确定性版本。

$$Range("opt\_modeltype").Formula = "Stochastic"$$

$$Range("opt\_modeltype").Formula = "Deterministic"$$

在第 9~17 行,宏复制了整个包括我们的模型运行结果的范围,然后将其粘贴到某处并重复 10 000 次。如果想做得更快一点,可以避免复制初始的结果。在 Visual Basic 中,可以使用 Offset 属性指代一个相对于某一个单元格的位置。例如,如果想选中相对于某一个的单元格向下三行,向旁边移动两行的范围,那么可以先选中初始单元格并在宏中键入指令 " . Offset(3, 2) " 。在模型中,运行本宏中的"counter"会将模型结果输入到 " psa_target " 向下数的第"counter"行中(不向左右移动)[①]。所以在这里,我们需要如下指令来选中每一次运行结果所输入的区域:

$$Range("psa\_target").Offset(counter, 0)$$

如方框 A-2,我们在以下指令的末尾添加 " . Value " ,来表示想要并引用单元格中的值。将第 9~10 和 14~16 行替换为

$$Range("psa\_target").Offset(counter, 0).Value = Range("psa\_source").Value$$

如果我们做了修改,这个宏就会更短一些,也更快一些(方框 A-2)。请注意,第 9 行在这里延续了两行, " &_ " 表示 Visual Basic 需要将第 9 行和第 10 行作为一条指令来读。

方框 A-2　概率敏感性分析的样板宏:如何提升效率

```
1    Sub PSAruns ()
2
3        Dim NumRuns As Integer = 10000
4
5        Application.ScreenUpdating = False
```

[①] 译者注:例如,当"counter"为 3,那么模型结果将被输入到 " psa_target " 向下三行。

```
6        Range ( " opt _ modeltype " ). Formula  =  "
Stochastic"
7
8        For counter = 1 to NumRuns
9            Range("psa_target").Offset(counter, 0).
Value = &_
10               Range("psa_source").Value
11        Next
12
13        Range ( " opt _ modeltype " ). Formula  =  "
Deterministic"
14        Application.ScreenUpdating = True
15
16    End Sub
```

　　当运行宏时,我们通常会关闭 Excel 中的屏幕刷新功能。这意味着计算机不会花费内存资源来时刻刷新屏幕,而将内存用在计算上。然而,对于用户来说,都希望电脑在正常运行而不是卡住(所以在运行 PSA 时如果屏幕没有反应的话,用户难免有些不安)。而状态栏(在 Excel 窗口的底部)可用于展现模型运行的进程,使得 Excel 不用时刻刷新屏幕,也能知道其在正常运行且运行的进度。

　　由于通常不需要宏在模型运行的每个阶段都更新状态,因此可以自行决定多久更新一次。例如,是每 100 次迭代更新一次状态,如下面的方框 A-3。第 12~15 行的命令确定模型模拟的总次数是否完全可以被 100 整除(即余数为 0)。如果是,则设置状态栏以百分比的形式显示进度。有了这种类型的状态更新,用户可以估计模型何时可以完成运行。

　　方框 A-3　概率敏感性分析的样板宏:通过状态条提供进度反馈

```
1  Sub PSAruns ()
2
3     Dim NumRuns As Integer = 10000
```

```
4
5          Application.ScreenUpdating = False
6          Range("opt_modeltype").Formula = "Stochastic"
7
8          For counter = 1 to NumRuns
9            Range("psa_target").Offset(counter, 0).Value = &_
10                 Range("psa_source").Value
11
12           If (counter Mod 100 = 0) Then
13                  Application.StatusBar = &_
14                  "% complete:" & (counter/NumRuns) *100
15           End If
16
17         Next
18
19         Range ( " opt _ modeltype "). Formula  =  "Deterministic"
20         Application.ScreenUpdating = True
21
22  End Sub
```

第 11 章

概率敏感性分析的输出结果

　　本章将向读者介绍成本效果模型输出结果不确定性的主要方法,包括如何实现这些方法以及各方法的优势和不足。核心方法是概率敏感性分析,因为如果所构建模型是非线性的,通过 PSA 能够确保增量成本效果比以及净效益的估计是无偏的。而且,PSA 还能够帮助表征模型参数的不确定性,从而量化模型输出结果的不确定性。

11.1 引言

第 4 章介绍了如何使用概率敏感性分析结果计算 ICER 的期望值。读者应该还记得我们强调过 ICER 是通过所比较卫生技术的成本和效果分布的均值计算的。我们还探讨了：由于仅通过"率"很难估计 ICER 的不确定性，所以在不确定性估计中引入了净效益框架。该框架使用决策者认为的健康价值，有时也称为健康意愿支付值（willingness-to-pay，WTP）或成本效果阈值，通常用希腊字母 λ 表示将 ICER 转换为单一的期望效益指标。方框 11-1 中展示了 ICER、期望净货币效益（expected net monetary benefit，$\overline{NHB}$）和期望净健康效益（expected net health benefit，$\overline{NHB}$）的计算公式（Stinnett and Mullahy，1998）。

方框 11-1 成本效果分析结果的计算公式

$$\text{ICER} = \frac{\overline{C_2} - \overline{C_1}}{\overline{E_2} - \overline{E_1}} = \frac{\overline{\Delta C}}{\overline{\Delta E}}$$

$\overline{C_2}$ 是目标干预措施的成本（创新干预措施）

$\overline{E_2}$ 是目标干预措施的效果（创新干预措施）

$\overline{C_1}$ 是对照干预措施的成本

$\overline{E_1}$ 是对照干预措施的效果

λ 是成本效果阈值/健康意愿支付值

$$\overline{NHB_i} = \overline{E_i} - \overline{C_i}/\lambda$$

$$\overline{NMB_i} = \overline{E_i}\lambda - \overline{C_i}$$

使用 PSA 的原因有两个：第一个是在所构建模型是非线性的情况下，确保 ICER 以及 NB 的估计是无偏的。第二个是刻画模型输入参数的不确定性，从而量化模型输出结果的不确定性。尽管 ICER 和预期净效益的 PSA 已经产生了数十万个数据点,但仍无法向决策者提供关于模型产出不确定性的信息。

本章将向读者介绍成本效果模型输出结果不确定性的主要方法,包括如何实现这些方法以及各方法的优势和不足。在11.2节中,我们将介绍成本效果平面散点图(Black,1990);在11.3节主要介绍成本效果可接受曲线(cost effectiveness acceptability curve,CEAC)(van Hout et al.,1994);在11.4节中主要介绍成本效果可接受边界(cost effectiveness acceptability frontier,CEAF)(Barton et al.,2008);11.5节将指导读者在练习模型中构建并输出上述结果;最后,11.6节是本章所述内容的总结。

11.2 成本效果平面散点图

虽然应用成本效果平面展示不确定性与应用净效益框架相比具有局限性,但已发表的成本效果分析研究和报销决策部门的证据文件中经常包含成本效果平面散点图。与决策者合作的经验也告诉我们,图片往往比文字或数字更为直观,因此,决策者认为散点图有助于深入了解CEA输出结果不确定性的大小,以及模型结果的不确定性是否会转化为重大的决策不确定性,即根据现有证据选择卫生技术的错误决策风险有多大。在这种情况下,错误决策被定义为拒绝一项实际上有价值的卫生技术或接受一项价值不高的卫生技术。

简要回顾第4章的内容,成本效果平面由纵轴上的增量成本和横轴上的增量效果(QALY)定义(见图11-1)。其有四个象限,我们可以在这四个象限之一中定位任何可能的CEA输出结果。

(1)ICER在第一象限,代表与对照相比,新的卫生技术效果更好,成本更高。

(2)ICER在第二象限,代表与对照相比,新的卫生技术效果更差,成本更高,处于绝对劣势。

(3)ICER在第三象限,代表与对照相比,新的卫生技术效果更差,成本更低。

(4)ICER在第四象限,代表与对照相比,新的卫生技术效果更好,成本更低,具有绝对优势。

在第二象限和第四象限,由于新的卫生技术或对照具有绝对优势,所以决策显而易见。然而,在第一象限和第三象限,决策者需要考虑成本效果阈值进

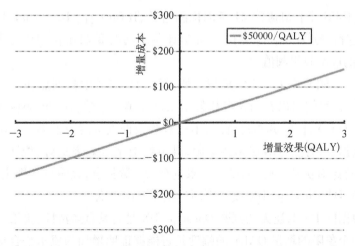

图 11-1　成本效果平面：成本效果阈值 $50 000/QALY

行正确的决策。我们可以在成本效果平面中绘制一条斜率确定的直线作为给定的成本效果阈值。图 11-1 在成本效果平面上绘制了 $50 000/QALY 的成本效果阈值。ICER 低于阈值被解释为目标干预方案具有经济性（高价值），ICER 高于阈值被解释为目标干预方案不具有经济性（低价值）。

在第 4 章中，我们知道模型的每次模拟都会得到对每种卫生技术的成本和健康产出的估计，因此可以计算出每次模拟的 ICER。成本效果平面散点图是每次模拟 ICER 的图形表示。在图 11-2 中，我们绘制了 5 000 次模拟的

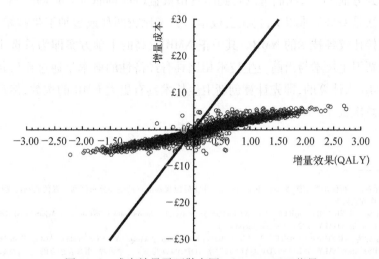

图 11-2　成本效果平面散点图：Oncotype DX 指导
化疗 *v. s.* 常规化疗治疗早期乳腺癌

ICER，该 ICER 来自乳腺癌 21 基因检测指导的（Oncotype DX – guided）化疗对比常规化疗治疗早期乳腺癌的经济学评价。同时我们还在图中绘制了 $\lambda =$ £30 000 的成本效果阈值。

图 11-2 能够传递哪些信息呢？如果我们首先考虑数据点在成本效果平面上的位置，我们可以看到大多数数据点都在第一象限，即 Oncotype DX 带来了更多的 QALY，同时成本也更高；不过有些数据点也落在了第三象限。对于其余的数据点，有些也落在第四象限，既节约成本且效果更好，说明 Oncotype DX 可能有绝对优势。此外，第二象限也有少量数据点，表明与常规化疗相比，有很小的可能 Oncotype DX 成本更高且健康产出更低[①]。

仅根据图 11-2，还无法判断 Oncotype DX 是否具有经济性；决策者需要考虑所有四个象限的增量 QALY 的幅度是否能够证明增加的成本是合理的。如果简化考虑的话，我们可以直接考虑数据点相对于代表成本效果阈值直线的位置。比如，从视觉上我们可以看到多数数据点都高于成本效果阈值，许多模型单独模拟的结果表明 Oncotype DX 会替代比它健康产出更多的干预方案，因此价值不高，即不具有经济性。不过只看散点图我们无法准确看到有多少比例的模拟结果高于阈值。正如之前在 4.8 节中所讨论的，这些成本效果平面图的价值有限，选择哪种方案具有经济性应依据净效益的计算结果。应用净效益时，分析者可通过期望成本、期望健康获益和成本效果阈值间的关系，更清晰地说明哪个干预方案更具经济性。

回到方框 11-1，我们可以看到净货币效益（net monetary benefit，NMB）的计算方法是 QALY 乘以 λ，再减去成本。为了比较两种或多种卫生技术，我们可以直接比较各技术的 NMB。其中正 NMB 较高的干预方案即为首选干预方案。创新卫生技术与当前卫生技术相比具有经济性的概率是通过比较每次模拟的 NMB 来计算的，即先计算创新卫生技术具有更大 NMB 的次数，然后除以模拟的总次数。

---

① 译者注：可使用置信椭圆（confidence ellipse）来更好地观察散点的主要分布区间。置信椭圆的画图较为复杂，大致计算方式如下：

横轴坐标为：=IFERROR（（SQRT（−2 * LN（1−95%））） * average_IncreCost * COS（theta−（ACOS（CORREL（PSA_IncreCost，PSA_IncreQALY））)/2)）+STDV_IncreCost），""）。

纵轴坐标为：=IFERROR（（SQRT（−2 * LN（1−95%））） * average_IncreQALY * COS（theta+（ACOS（CORREL（PSA_IncreCost，PSA_IncreQALY））)/2)）+STDV_QALY），""），其中，theta 为 π * 一个系数，用来表述点的密度，系数可在 0~2 中依次平均取值，average_IncreCost 代表所有 PSA 结果中增量成本的平均值，STDEV_IncreCost 代表所有 PSA 结果中增量成本的标准差，PSA_IncreCost 代表每一次 PSA 模拟产出的增量成本，PSA_IncreQALY 同理，改变 theta 就可以得到一组点，随后插入散点图即可。

11.3　成本效果可接受曲线(CEAC)

在图 11-1 中,虽然我们无法确定数据点在每个象限中出现的频率,但是当仅需要在两个卫生技术中做出选择时,我们可以通过此图了解这些数据点的位置分布情况。如果仅把确定的"具有经济性的"卫生技术作为研究结果,其实是浪费了成本效果平面散点图所提供的有限信息。作为成本效果平面散点图的替代,CEAC 是量化期望成本效果不确定性的曲线图,同时也是净效益框架中 PSA 输出的首个易于理解的曲线图。

在表 11-1 中,我们复制了上述 Oncotype DX 分析中的 10 次模拟,以说明净效益的计算和 CEAC 的绘制。通过这些数据我们可以看到,在£30 000/QALY 的成本效果阈值下,Oncotype DX 有 70% 的可能性具有经济性,同时有30% 的可能性不具有经济性。读者可以通过在 NMB 列中重现计算来检查自己是否理解了计算过程(此列中的数字已经过向上取整)。在实际中,决策者往往不确定实际的阈值是多少,因此会对期望 NMB 和 NMB 在一系列阈值下为正值的概率更感兴趣。在表 11-1 的情况下,读者可以看到当 λ = £30 000/QALY 时,Oncotype DX 在 10 次模拟中有 7 次(70%)具有更高的 NMB。CEAC的纵轴是具有经济性的概率,横轴是意愿支付值或称为成本效果阈值(λ),能够在一系列 λ 值下显示相应的具有更高 NMB 的概率。对于每个 λ 的取值,我们都将计算目标卫生技术具有最高 NMB 的模拟次数的比例,即具有经济性的概率。

表 11-1　常规化疗与 Oncotype DX 指导的化疗相比治疗早期乳腺癌,Oncotype DX指导化疗的净货币效益的不确定性: λ = £30 000/QALY

常规化疗			Oncotype DX 指导化疗		
QALY	成本	NMB	QALY	成本	NMB
8.664	£14 813	£245 107	8.937	£16 410	**£251 689**
8.578	£14 587	£242 757	8.729	£14 757	**£247 121**
8.620	£16 172	**£242 428**	9.769	£58 432	£234 623
8.497	£19 583	£235 326	8.622	£16 152	**£242 520**
9.137	£26 555	£247 554	10.516	£51 953	**£263 522**
8.859	£14 319	£251 444	8.968	£14 511	**£254 537**

续表

常规化疗			Oncotype DX 指导化疗		
QALY	成本	NMB	QALY	成本	NMB
9.335	£17 943	**£262 107**	10.023	£65 120	£235 570
9.101	£19 845	**£253 176**	10.325	£57 333	£252 416
9.032	£27 397	£243 569	10.779	£65 485	**£257 891**
8.828	£19 556	£245 274	9.649	£37 124	**£252 352**

注：每行中的最高 NMB 已加粗。

对于我们所举的例子，图 11-3 绘制了 λ 取£0/QALY ~ £40 000/QALY 时 Oncotype DX 具有经济性的概率。我们可以看到，在整个 λ 取值范围内，Oncotype DX 引导的治疗与常规化疗相比具有的经济性可能性更大。不过，当 λ 为£30 000/QALY 时，常规化疗仍有大约 25% 的概率更具有经济性。显然，对于 Oncotype DX 经济性的判断仍存在较大的剩余决策不确定性。可见，虽然图 11-2 的成本效果平面散点图无法准确显示 Oncotype DX 具有经济性的概率有多大，但是 CEAC 可以。

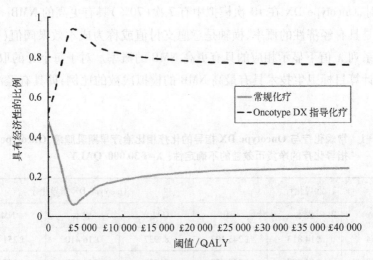

图 11-3　成本效果可接受曲线：Oncotype DX 指导化疗与
常规化疗相比治疗早期乳腺癌

回到 4.8 节，当我们考虑两个以上卫生技术时，成本效果平面散点图同样难以提供特别明确的判断经济性的信息。图 11-2 和图 11-3 的来源研究是一项大型随机对照试验，比较了一系列化疗检测措施，以为早期乳腺癌检测指导化疗的治疗方式的选择提供信息。为了展示 CEAC 如何表示两个以上的替代卫生技术的比较结果,我们将在上述例子中的两个卫生技术外,额外考虑 Prosignia ROR_P60 指导治疗这一方案。

在图 11-4 中,我们绘制了 Oncotype DX、Prosignia 和常规化疗的 CEAC,来说明 CEAC 不会遇到与成本效果平面散点图类似的问题(即无法准确展示两个以上卫生技术的经济性结果)。我们可以看到,当 λ 为 30 000 英镑/QALY 时,Prosignia 具有经济性的概率约为 47%,相比之下,Oncotype DX 具有经济性的概率约为 34%,常规化疗具有经济性的概率约为 18%。CEAC 能帮助我们明确区分每种纳入比较的卫生技术的相关决策的不确定性,以及不确定性随一系列成本效果阈值的变化。

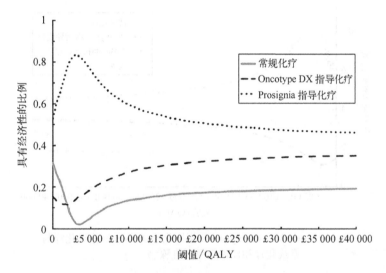

图 11-4　多技术比较的成本效果可接受曲线:常规化疗、Oncotype DX 指导化疗和 Prosignia 指导化疗

11.4　成本效果可接受边界(CEAF)

需要强调的一点是,虽然净效益是我们希望决策者在选择具有经济性的卫生技术时所用的标准,但 CEAC 不会告诉决策者哪种卫生技术具有最高的期望净效益。CEAC 展示的是在给定 λ 值下某项技术具有最高净效益的概率。由于期望 NMB 受卫生技术间净效益差异幅度的影响,因此在给定阈值下具有最高期望净效益的卫生技术不一定也是具有最高经济性概率的卫生技术。

卫生技术

决策者需要的是在相关的 λ 值(但可能是未知的)下选择期望净效益最大的卫生技术。CEAF 能够为决策者提供相关信息,其是以所比较卫生技术的 CEAC 为基础绘制的。可以理解为,我们确定在每个 λ 值下具有最高期望净效益的卫生技术,并对 CEAC 中具有最高期望净效益的部分进行标记。

在图 11-5 中,我们绘制了三种化疗方案的 CEAF:来自 OPTIMA 初步研究的 ① 常规的化疗方案;② Oncotype DX 指导治疗方案;③ Prosignia 指导治疗方案。需要注意的是,在阈值大于 £25 000/QALY 的情况下,虽然 Oncotype DX 方案具有经济性的概率始终低于 Prosignia 方案,但 Oncotype DX 方案的期望净效益最高,即最具经济性。

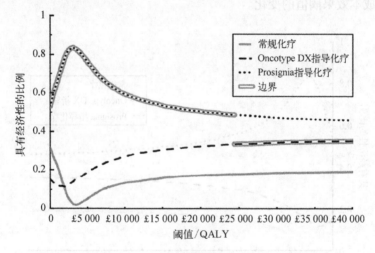

图 11-5 CEAF:Oncotpye DX 指导化疗、Prosignia 指导化疗与
常规化疗相比治疗早期乳腺癌

我们如何看待从一种卫生技术具有经济性"转变"为另一种卫生技术具有经济性的这个点(边界)呢? 在这个点处,两个卫生技术的净货币效益是相等的。如果我们将此时的特定阈值称为 λ^* (星号仅表示它是 λ 的一个特殊值),那么也可以把 λ^* 代入方框 11-1 的公式中:

$$\overline{NMB_2} = \overline{NMB_1}$$

$$\overline{E_2}\lambda^* - \overline{C_2} = \overline{E_1}\lambda^* - \overline{C_1}$$

$$\overline{E_2}\lambda^* - \overline{E_1}\lambda^* = \overline{C_2} - \overline{C_1}$$

$$\lambda^* = \frac{\overline{C_2} - \overline{C_1}}{\overline{E_2} - \overline{E_1}} = ICER$$

所以,如果确定了所比较卫生技术间的 ICER,我们就可以确定在不同决策选择之间转换决策的边界的位置。

11.5　练习:散点图、CEAC 和 CEAF

一旦读者完成模型模拟的运行,就可以生成概率成本效果模型能够产出的全部输出结果。本练习的剩余部分将要求读者构建以下输出结果:

- 成本效果平面散点图;
- 成本效果可接受曲线(CEAC);
- 成本效果可接受边界(CEAF)。

需要注意一下,如果你稍后创建一个变量来记录每个成本和结果估计是由哪次模拟产生的,并将其与模拟输出数据一起存储,将十分有助于练习。

绘制成本效果平面散点图需要三列数据:模拟数据、卫生技术 B 的增量成本和卫生技术 B 的增量 QALY。

你需要通过图表菜单选择散点图作为图表类型,并使用对话框插入增量成本作为纵轴,插入增量 QALY 作为横轴。然后,你需要为图表设定标题并将其存储在单独的工作表中。

最后的任务是在图表中添加成本效果阈值线,以帮助决策者解释结果。此处需要提示一下,你只需要通过绘制两个点同时借助"趋势线"工具就能绘制一条阈值线。你也可能希望将期望 ICER 作为第三个数据系列添加到散点图上。为了帮助说明,我们重现了上述散点图(图 11-6)。

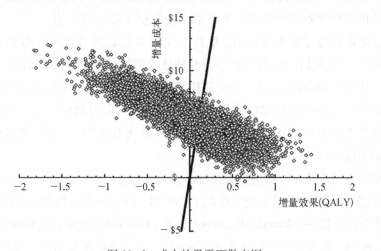

图 11-6　成本效果平面散点图

卫生技术

为了构建 CEAC,你需要将每种卫生技术的成本和健康产出转换为在一系列 λ 值下的净效益。我们建议你使用 \$ 0 到 \$50 000 之间的 λ 值,每个值的间隔为 \$5 000,即得到 11 组净效益。然后使用 Excel 中的折线图功能绘制 CEAC,同时给坐标轴加上标签并给图表设定一个标题。卫生技术 B 的 CEAC 见图 11-7。

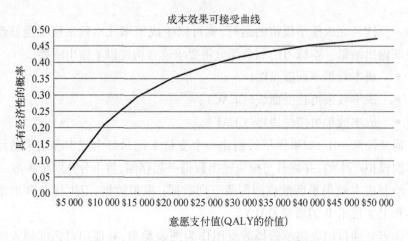

图 11-7 卫生技术 B 的成本效果可接受曲线

请记住,CEAF 旨在将期望 ICER 中包含的信息与 CEAC 所呈现的有关不确定性的信息结合起来。为了构建 CEAF,你需要将两种卫生技术的 CEAC 数据与在每个 λ 值下具有更高期望净效益的数据相结合。通常来说,只有需要比较三种或更多卫生技术时,才会使用 CEAF。很可惜,我们的模型只比较了两种卫生技术;不过,构建 CEAF 的原则是同样适用的。关键要求是能够确定方案 B 的期望净效益转变为大于方案 A 的期望净效益的 λ 值。

首先需创建变量 A 来记录卫生技术 A 或 B 是否具有更高的期望净效益,如果在比较理想情况下,你还将遇到两种技术期望净效益相等的情况。为此,你需要使用 IF 语句定义另一个变量 B,假设模型模拟 10 000 次,你需要用此变量记录所有 10 000 次的模拟结果。完成此操作后,需再创建变量 C 来记录所有模拟结果中卫生技术 A 的净效益大于 B 的次数比例。为此,你可以借助 COUNT 函数和 COUNT IF 函数。

刚刚所创建的变量 C,是构建 CEAF 的关键信息;你现在还需要设置一个数组,该数组将记录一系列 λ 值下绘制 CEAC 和 CEAF 所需的数据。我们建议你创建 5 个新变量——lambda,Treatment_A_%,Treatment_B_%,Treatment _A_NB 和 Treatment _B_NB,这些变量将记录每个特定 λ 值下的模拟结果。这些结果需复制并粘贴到创建的数组中,用于绘制 CEAC 和 CEAF(手动记录较为麻烦,也可以选择编写一段宏来生成每个 λ 值下对应的结果并将它们记录在上述数组中)。在我们的分析中,λ 值以 \$1 000 作为间隔,范围是 \$ 0 到 \$150 000。

生成用于绘制 CEAC 的数据以后,还需要创建 CEAF 变量。请记住,这将绘制卫生技术 A 具有经济性时所对应的一系列 λ 值下的概率(卫生技术 A 在这部分曲线中比卫生技术 B 有更大的期望净获益);以及卫生技术 B 净效益较高时,其具有经济性的概率(卫生技术 B 在这部分曲线中比卫生技术 A 有更大的期望净获益)。你已经在上述数组中记录了绘制 CEAF 所需的数据,现在你需要定义绘制 CEAF 的数据系列。IF 语句能够帮助你在某一卫生技术具有更高期望净效益的条件下选择所需的 CEAC 数据点。

现在已经为绘制 CEAC 定义三个数据系列(两条 CEAC 和一条 CEAF),现在可以使用 Excel 中的"插入线图工具"来绘制这些图表。可以将模型保存到单独的工作表中,同时请记得给坐标轴加上轴标签并给整个图表加上标题。图 11-8 是我们模型中的 CEAF,你绘制的 CEAF 与此相似吗? 如果不相似,请思考不同之处在哪里,以及为什么会有所不同。

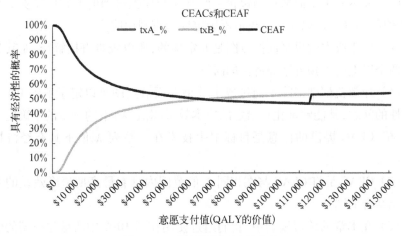

图 11-8　成本效果可接受曲线

txA_%表示卫生技术 A 在不同意愿支付值下具有经济性的概率;
txB_%表示卫生技术 B 在不同意愿支付值下具有经济性的概率

虽然本章内容涵盖了通过概率模型构建不同输出结果以提供额外决策信息支持的主要步骤,但我们仍然有一系列已经设计好的 Excel 工作表用于练习,具体可从 https://hta-modelling. leeds. ac. uk/downloads/获得。作为网上材料的一部分,总共有五个练习可供读者使用。练习 11A 和练习 11B 基于 Evans

等(1997)构建的决策树模型,主要在第 1、2 章中使用;而练习 11C~11E 使用了马尔可夫模型,主要在第 9、10 章中使用。

练习 11A 和练习 11B 主要处理概率敏感性分析结果计算的相关问题,其中 11A 显示了在处理 ICER 时正确解释平均值的重要性,而 11B 给出了计算净效益的实践。

练习 11C~练习 11E 概述了如何绘制本章中涉及的图表(使用了与本章不同的案例),包括成本效果散点图(11C)、成本效果可接受曲线(11D)和成本效果可接受边界(11E)。

11.6　小结

(1) 通过使用所比较卫生技术的成本和健康产出分布的期望值,PSA 的输出结果可以被用来计算增量成本效果比(ICER)。

(2) ICER 并不能向决策者提供有关期望成本和健康产出的不确定性信息。

(3) 成本效果平面散点图包含了所有模型模拟得到的 ICER,提供了绝对 ICER 值的不确定性以及相关决策不确定性的直观说明。

(4) 由于成本效果平面散点图是非定量的,所以较难直接解释,尤其是在比较两个以上的干预方案经济性的时候。

(5) 净效益框架消除了通过成本效果平面散点图难以定量解释 ICER 不确定性的问题,其能够量化在给定的成本效果阈值(λ)下的决策的不确定性。

(6) CEAC 提供的信息是目标卫生技术在一系列 λ 值下具有经济性的概率。

(7) CEAF 是将 CEAC 与在相同 λ 值范围内具有最高期望净效益的卫生技术相结合的图。

(8) 在本章的练习模型中,我们通过使用在第 10 章中所搭建模型的输出结果,构建了成本效果平面散点图、CEAC 和 CEAF。

第 11 章参考文献

第 12 章

投资于医疗卫生、研究和信息价值

在监管部门审批时,大多数卫生技术的证据基础都有极大的不确定性。对于这种不确定性,相关决策部门一般会采用风险共担(risk-sharing)或患者准入计划(patient access schemes)的方式来规范卫生技术的准入(报销)。本章介绍了净收益概率图(net benefit probability maps)如何帮助决策者了解卫生技术的价值和决策两方面不确定性对基于证据开发方案准入(access with evidence development schemes)的影响。同时,本章还举例阐述了信息价值分析帮助决策者比较不同的不确定性应对方法,举例比较了两种决策方法的差异:① 对卫生技术延迟报销,以允许进一步的研究结果用于支持决策;② 在(充分)的研究报告结果出现之前,使用差异化的监管方案,以对卫生技术进行限制性的准入。

12.1 引言

阅读至此,你已经了解如何通过概率模型呈现一系列标准的模型结果,包括期望增量成本效果比(ICER)、期望净效益、成本效果平面散点图、成本效果可接受曲线(CEAC)和成本效果可接受边界(CEAF)。

在第5章中,我们认为需要对成本和健康产出进行贴现来体现个人的时间偏好,比如在现实中,与明年的 \$100 相比,人们更偏爱现在的 \$100;同时避免现在的一例健康不良事件也比避免一年后的一例相同的健康不良事件价值更高。所以一旦我们使用了合适的贴现率,我们就会以贴现后的"现值"(present value)的形式报告最终的成本和健康获益。然而,到目前为止我们所考虑的成本效果分析的结果并未向决策者提供任何有关成本何时发生或健康产出何时获得的信息。在本章中,我们回到成本、健康产出和不确定性与时间有关的分布问题上,探讨这些除时间偏好问题之外的信息与决策有哪些其他相关之处,以及如何以可行的方式将其呈现给决策者。具体来说,我们将在概率敏感性分析(PSA)中引入三个额外的输出结果:净获益盈亏平衡曲线(net benefit breakeven curve)、净收益概率图(net benefit probability map, NBPM)(McCabe et al. , 2013)和完美信息价值(Claxton et al. , 2002)。前两个结果能帮助决策者了解新卫生技术的成本和健康产出是如何随时间分布的,以及干预方案期望成本和健康产出结果的不确定性随时间变化的幅度和位置。第三个结果,即信息价值(value of information, VOI),能够帮助决策者理解延迟报销以允许研究产生更多证据支持决策的价值。本章末尾的最后一个练习也会要求读者在所构建的模型中生成上述三个结果。总的来说,12.2 节回顾了决策者对创新卫生技术的评估和报销所采用的日益复杂的方法。12.3 节介绍了将报销决策视为一项投资的思想,并研究了使一项技术在净收益(Net benefit, NB)框架中实现盈亏平衡预期所需的时间。12.4 节则对 12.3 节的内容进行了扩展,使用 NBPM 考虑收支平衡时间的不确定性,并探讨如何使用 NBPM 向决策者展示不同患者准入计划的效果。12.5 节介绍了 VOI 的概念以及如何计算完美信息期望值(expected value of perfect information, EVPI)。然后,12.6 节考虑使用完美参数信息期望值(expected value of perfect parameter information, EVPPI)和样本信息期望值(expected value of sample information,

EVSI)对 VOI 进行分解。12.7 节以练习为主,要求读者为模型构建 NBPM 和 EVPI。最后,12.8 节则是对本章涉及内容的小结。

12.2　不确定性和医疗卫生报销决策过程

在监管部门审批时,创新卫生技术证据基础固有的不确定性极高。因为除非受到资助,否则只有很小比例的患者能够接受该创新技术的治疗。而且与实际中患者接受治疗的时间长度相比,接受创新技术治疗的患者的试验随访时间通常非常短。虽然了解患者实际治疗方案的组合以及实际医疗环境对创新卫生技术有效性和安全性的影响,对体现创新技术在真实世界中的价值十分重要;但是,上市前证据开发过程中通常需要根据严格的纳入排除标准对患者群体高度筛选,并在较为相似和高度筛选的医疗环境中进行试验。相反,在成本效果分析中,作为对照的卫生技术可能已经在日常临床实践中使用了很长时间,也积累了大量的疗效和实践效果研究。这导致估计 NB 的不确定性在创新卫生技术和标准治疗方案之间分布不均。同时,在医疗卫生系统中因机会成本原则被替代的卫生技术具体是哪一种是未知的,但作为一种当前正在使用的技术,根据上述相同的理由,我们认为它的有效性和安全性与创新卫生技术相比确定性更大。因此,采用创新卫生技术的决策的不确定性主要与创新技术本身有关。

虽然可能性不是百分之百,但绝大多数发达医疗卫生系统的报销相关决策者已经通过各种形式的风险共担和患者准入计划来应对创新卫生技术相关决策不确定性的挑战。Stafinski 等(2010)对相关计划进行了综述,发现尽管这些计划使用广泛,但它们避免卫生系统预算低效使用或及时产出有关卫生技术在真实世界中价值的新证据的作用十分有限。这些方案未能有效解决决策不确定性的部分原因是,与创新技术相关的所有风险都在支付时转移给了支付方,这种情况在创新卫生技术准入时几乎总会发生。虽然总的决策不确定性风险可能会因预期价格的降低而降低,但其余风险无法做到支付方和创新卫生技术制造商共同分担。到目前为止,我们所讨论的模型输出结果(ICER、NB、CEAC 和 CEAF),还不能将此类信息呈现给决策者。其最多也仅能描述有和没有"风险共担"方案两种情况下总体决策不确定性的变化。如果研究者想要支持决策者做出更可靠的报销决策,还将需要更细致的关于决策不确定性的报告。

12.3　投资创新卫生技术

在许多公共和私人生活领域,我们有机会为某项当前活动先有所牺牲,并期望随着时间的推移,这种活动会带来比最初所牺牲事物价值更高的回报;由于预期收益是在未来,所以围绕预期存在一定程度的不确定性风险。我们将这种"机会"称为投资。

多年前 Kenneth Arrow 观察到不确定性是医疗卫生作为商品的一个关键特征,同时特别指出个体患者从治疗中的获益是不确定的(Arrow, 1963)。因此,成本效果分析和卫生技术评估对适用于其他投资的分析工具的应用十分有限的现象令人出乎意料。探索投资(成本)和回报(收益)随时间分布的标准工具之一是盈亏平衡曲线,传统投资是以货币金额来刻画盈亏平衡点的。然而,医疗卫生预算的投资并不是为了赚钱,而是用于创造健康。因此,探索卫生系统随时间推移的投资和回报分布的合适指标是净健康效益。图 12-1 绘制了一个说明性的净收益盈亏平衡曲线(NB_BEC)。NB_BEC 是通过在模型的时间范围内绘制每个模型周期结束时的累积期望 NB 获得的。

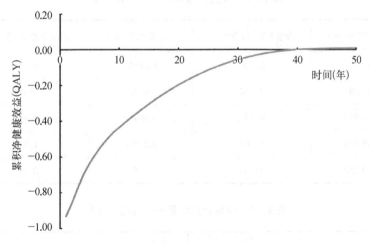

图 12-1　净效益盈亏平衡曲线

传统的投资盈亏平衡分析使用期望值来确定投资回报价值超过初始投资价值的期望时间。其不确定性主要通过构建包含一系列个体风险的投资组合来解决。而卫生技术报销决策是在医疗卫生预算范围内作为一系列单一投资做出的,决策者几乎无法控制有哪些投资机会(如果有的话)可供考虑。可见,通过投资组合管理不确定性的方法不适用;因此,支持决策者管理风险的关键是特定投资的不确定性。

随机的成本效果分析模型能够生成较为全面的数据,从而描述模型时间范围内每个时间点的不确定性。但是,对于每次模拟,标准做法是仅计算模型时间范围内成本和健康产出的期望值(每个干预方案的周期成本和健康产出会被模拟出来,但不会被使用)。如果不使用每个周期的这些数据,就无法描述卫生技术投资在盈亏平衡时的不确定性如何。

根据读者所构建的马尔可夫模型,模拟过程是从每个参数的分布中抽取一个样本参数值,然后使用抽取的值来模拟两个患者队列的疾病进展情况:一个队列接受标准治疗方案,另一个队列接受创新卫生技术的治疗。表 12-1 展示了模型模拟从第 1 周期到第 5 周期的模拟结果。从该表中可以明显看出,对于每个周期,模型已经生成了计算每种卫生技术的周期 NB 所需的数据,因此能够计算治疗方案 A 与 B 相比的增量净收益(incremental net benefit, INB)(假设阈值 λ 的值以及整个模型周期的累积 NB 已知)。表 12-2 为假设阈值 λ 为 \$50 000/QALY 时模型的额外模拟结果。

表 12-1　模型模拟结果——周期 1~5

治疗方案 A($)	治疗方案 A(QALY)	治疗方案 B($)	治疗方案 B(QALY)
\$16 878	0.405	\$30 665	0.596
\$17 893	0.404	\$30 424	0.64
\$16 931	0.532	\$28 499	0.699
\$15 646	1.307	\$29 998	1.524
\$17 258	-0.609	\$31 527	0.120

表 12-2　模型模拟结果——周期 1~5[①]

txA_成本	txA_QALY	txB_成本	txB_QALY	增量QALY	增量成本	INB	累积INB
\$16 878	0.405	\$30 665	0.596	0.191	\$13 788	-0.085	-0.085
\$17 893	0.404	\$30 424	0.640	0.236	\$12 531	-0.015	-0.099

① 译者注:最后两列的单位是"QALY",INB 实际上是净健康效益,用 QALY 表示。

txA_ 成本	txA_ QALY	txB_ 成本	txB_ QALY	增量 QALY	增量 成本	INB	累积 INB
$16 931	0.532	$28 499	0.699	0.167	$11 569	−0.064	−0.163
$15 646	1.307	$29 998	1.524	0.216	$14 531	−0.071	−0.234
$17 528	−0.609	$31 527	0.120	0.730	$14 269	0.444	0.210

表 12-1 中的数据是单次抽取模型中所有参数值计算的结果。当我们重复这个参数抽取过程时，将得到特定周期的不同的结果数值。当重复参数抽取过程数千次时，我们能够为这些每个特定周期的模拟结果生成概率分布。因此，我们可以量化每种卫生技术期望 NB 中的不确定性，以及研究的时间范围内每个时间点的 INB（以周期长度确定颗粒度）。虽然说来简单，但此方法产生的数据量非常大。比如一个有 50 个循环且运行 5 000 次概率敏感性分析的模型，输出四个结果（两种卫生技术各自的成本和健康产出）将生成 100 万条数据，这些数据可以量化随着时间的推移累积 INB 的期望值和不确定性。为了使信息对于决策者是可用的，我们使用 NBPM 对结果进行描述和展示（McCabe et al. , 2013）。

12.4　净收益概率图和管理决策的不确定性

NBPM 使用等值线（contours）的思想来表示累积 NB 和盈亏平衡时间的不确定性。在每个时间点，我们可以根据 PSA 数据构建累积增量 NB 的概率分布。而在每个时间点的分布中，我们可以确定任何特定的百分位数值［McCabe 等（2013）建议使用十分位数值］。在每个时间点加入十分位数可以在增量净收益-时间平面中创建不确定性等值线。对于具有 50 个周期的模型来说，这需要增量净收益-时间平面中的 450 个数据点，其比完全模拟创建的数百万个数据点的数据负担更小。通过将预期的累积期望 NB（net benefit breakeven curve，NB_BEC）与等值线绘制在同一平面上，分析师可以向决策者展示不确定性如何随时间分布、盈亏平衡时间的不确定性以及投资新的卫生技术永远不会达到盈亏平衡的风险。图 12-2 为 NBPM，图中突出显示了每个时间点的累积 NB 分布的十分位数。

在本章前面，我们概述了绝大多数旨在降低与投资创新卫生技术相关风

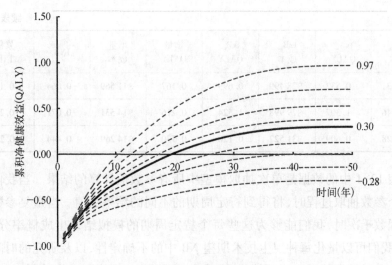

图 12-2　净收益概率图

险的计划或方案,其效果都不如预期。这主要是因为它们往往包括一揽子降价和证据开发为未来的决策提供信息。在绝大多数情况下,所收集的数据其实并未影响个体患者使用该技术所支付的价格。协议价格在管理卫生技术时已全部付清,与卫生技术价值不确定性相关的所有风险此时均已转嫁给医疗费用支付者。图 12-3 显示了降价如何影响不确定性的分布和期望盈亏平衡时间。可以看出,初期投资规模变小,预期盈亏平衡时间会变短,投资永远无法实现盈亏平衡的风险也会降低。然而,原价和降价之间的不确定性模式几

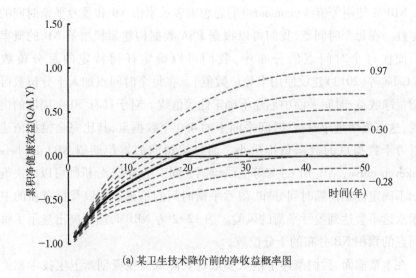

(a) 某卫生技术降价前的净收益概率图

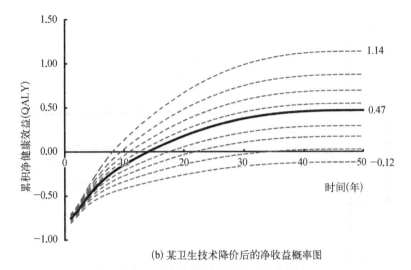

(b) 某卫生技术降价后的净收益概率图

图 12-3　降价对盈亏平衡时间和不确定性的影响

乎没有变化。因此,降价[例如,英国多发性硬化症风险分担计划(英国卫生部,2002)实施的降价]并不会通过减少不确定性而使医疗支付者受益,而只是减少了支付者前期投资的规模。

图 12-4 显示了在个体患者层面,将支付与绩效挂钩随时间推移产生的影响。可以看出,这种方法从根本上改变了不确定性的分布和大小。预计投资将更早达到盈亏平衡,也降低了永远不能达到盈亏平衡的风险(Edlin et al.,2014)。

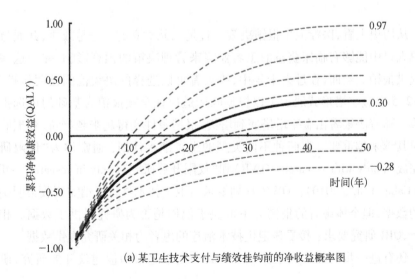

(a) 某卫生技术支付与绩效挂钩前的净收益概率图

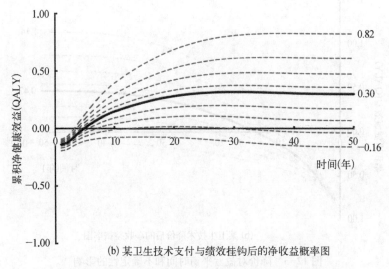

(b) 某卫生技术支付与绩效挂钩后的净收益概率图

图 12-4　按绩效支付对盈亏平衡时间和不确定性的影响

　　NBPM 将支持决策者以更加细致的方式评估不同的患者准入计划,呈现各计划对期望 NB 的影响、围绕该期望值的不确定性、期望盈亏平衡的时间以及围绕期望盈亏平衡的时间的不确定性。相比之下,成本效果分析中最常用的展示不确定性的方法,即绘制 CEAC,其仅能显示在模型研究时限内的期望 NB 及其不确定性。

12.5　延迟报销决策以进行更多研究

　　从历史上看,医疗卫生报销决策一直是二元对立的——是或否,其通过确定总人口中能够有临床获益的患者亚组来管理决策的预算影响,并为这些患者提供报销。然而,在过去十年中,决策者可以选择的决策范围已明显扩大。图 12-5 以金字塔形式展示了以根据临床适应证全额报销为基础的可选报销决策。随着决策者由金字塔塔底到塔尖,报销条件变得越来越严苛,数据收集也对其越来越重要。有两种不同类型的患者准入计划:通常称为"仅限研究已完成"(only with research, OWR)和"仅限开展研究"(only in research, OIR)(McCabe et al., 2010)。OWR 计划要求对卫生技术进行报销需要收集明确具体的数据,但个体患者的报销并不取决于他们是否为研究提供了数据。相比之下,OIR 研究要求:接受该卫生技术治疗的患者为相关研究提供数据。

　　还有进一步的两个决策选项——其一是拒绝报销但建议开展研究,研究

不提供报销，同时不建议开展进一步研究

不提供报销，但建议开展研究

向所有与所选适应证一致的患者提供报销，这些患者需为特定研究提供数据支持

向所有与所选适应证一致的患者提供报销；取决于正在进行的特定研究

向所有与所选适应证一致的患者提供报销：不提出进一步开展研究的建议

向所有与获批适应证一致的患者提供报销：不提出进一步开展研究的建议

图 12-5　报销决策选项［基于文献（Edlin et al. , 2014）］

结果可能会影响未来的报销决策，但决策者不会承诺未来一定会因为此类研究将目标卫生技术纳入报销。其中隐含了一个评判，即从卫生系统的角度来看，投入成本开展所推荐研究并不一定是一项值得的投资。其二是没有任何开展研究建议下的绝对拒绝。该决策选项中隐含的判断是，没有进一步的研究可以实际改变决策。

最初，有条件报销主要源于对困难报销决策的临时管理，其特点是大量未满足临床需求和高成本的卫生技术对卫生系统预算施加了巨大压力，以及投资决策所依据的证据具有高度不确定性——例如，英国多发性硬化症风险共担计划（英国卫生部 2002 年）。随着这些计划［通常称为风险共担或基于证据发展的准入（access with evidence development, AED）计划］在卫生系统中越来越多地被应用（Stafinski et al. , 2010），研究人员开始调查这些计划是否实现了既定目标，以及是否有更正式的设计方法（Walker et al. , 2012）。

Stafinski 等对已发表的文献和灰色文献进行了大范围综述，确定了大量的 AED 方案，并得出结论：很少有计划实现了既定目标，即实现创新卫生技术的患者准入并完善了未来决策的证据基础。这些计划中的绝大多数都属于OIR。

一些作者考虑了是否有可能对 AED 采用前瞻性方法进行设计,将开展研究获得额外证据的成本与能够降低错误决策风险的证据价值联系起来[如 (Walker et al., 2012)]。错误决策的风险被称为决策不确定性,量化决策不确定性并根据其对决策不确定性的影响对研究进行评估的方法称为信息价值 (value of information, VOI) 分析。本章的剩余内容概述了 VOI 的基本概念 (Claxton et al., 2001),并通过概率化决策分析模型——成本效果法分析模型将这些内容加以实现。

12.5.1　决策的不确定性和错误决策的成本

掌握决策不确定性概念的最简单方法是去看对两种干预方案分析后得到的 CEAC(图 12-6)。如果对于额外 QALY 的意愿支付值为 25 000 英镑,那么我们可以在图 12-6 中看出此干预方案具有经济性的概率为 30%,这也意味着此干预方案在此 WTP 下有 70% 的可能性不经济。可以理解为其相关决策的不确定性为 70%。对这项卫生技术做出错误报销决策的预期成本(英镑/人)可计算为 0.7×25 000 英镑 = 17 500 英镑。假设将有 10 000 人接受这项卫生技术的治疗,那么做出错误决策的预期总人口成本将是 17 500 万英镑。

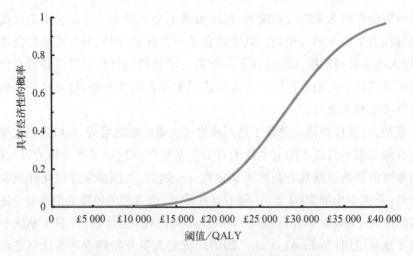

图 12-6　成本效果可接受曲线和决策不确定性

12.5.2　完美信息的期望值与样本信息价值

期望 VOI 的概念始于对报销决策的前瞻性观察和报销结果的回顾性观察。因此,做出决策的同时总是存在实际中无法观察到预期决策结果的风险。

这种风险是无法避免的,因此,决策者必须根据现有最佳证据下对可能发生事情的预期做出决策。

表 12-3 可以说明这个观点。表中每行代表在对治疗方案 A 和 B 做出积极的报销决策后的实际获益。如果决策者必须在治疗方案 A 和 B 之间进行选择,期望值将作为选择依据——在这种情况下,治疗方案 A 的期望 NHB 为 12,而治疗方案 B 的期望 NHB 为 13。因此,理性的决策者会选择资助治疗方案 B。

表 12-3　不确定条件下的报销决策

不同实施情况	治疗后的健康获益	
	A	B
实际情况 1	9	12
实际情况 2	12	10
实际情况 3	14	20
实际情况 4	11	10
实际情况 5	14	13
期望值	12	13

假设有一个全能的决策者,他知道做出决策后的实际获益如何,永远能够做出正确的决策,即总能选择会带来最大 NB 的治疗方案。因此,在实际情况 1 中,该决策者将选择治疗方案 B,而在实际情况 2 中,他将选择治疗方案 A。同样地,他也会在实际情况 5 中选择治疗方案 A,在其余情况中选择治疗方案 B。这些选择如表 12-4 所示,我们可以看到拥有完全信息的决策者的期望 NHB 是 13.8。拥有完全信息的决策者的期望 NHB 比使用先验期望的真实世界决策者高 0.8,即 13.8—13。如果研究的作用是减少决策不确定性,那么进一步研究的价值不能超过确定性价值。在此示例中,最大的完美信息期望值(expected value of perfect information, EVPI)由额外 NHB 0.8 表示。如果健康价值为 20 000 英镑,如上例所示,这相当于完美信息对于每位接受治疗的患者的价值为 16 000 英镑。假设和前面的例子一样是 10 000 名患者,完美信息的预期人群价值是 1.6 亿英镑。

显然,我们知道拥有完全信息的决策者是不存在的,而且由于决策总是关乎未来,而未来是不确定的,所以决策也永远是不确定的。不过,为完美信息

卫生技术

赋予价值为思考额外信息的价值提供了一个参考。从概念上讲,任何额外信息的价值其实都可以被认为是相应完美信息价值的减少。

我们可以通过对上述例子进行扩展来说明这一点。如果再看表 12-4,可以发现完美信息的大部分价值是由实际情况 2 的可能性导致的。实际情况 1、3 都支持选择治疗方案 B,因此,对于治疗方案 B 相对于治疗方案 A 的优势,额外信息没有价值,因为它不会改变根据原有期望值做出的决定。我们需要意识到的是,如果根据原有期望值选择治疗方案 B,实际情况 2 会导致损失 2 个单位 NHB,而实际情况 4 和 5 会导致损失 1 个单位 NHB。

表 12-4　根据完美信息的报销决策

不同实施情况	治疗后的健康获益		最优选择	最大健康获益	健康损失
	A	B			
实际情况 1	9	12	B	12	0
实际情况 2	12	10	A	12	2
实际情况 3	14	20	B	20	0
实际情况 4	11	10	A	11	1
实际情况 5	14	13	A	14	1
期望值	12	13		13.8	0.8

为了方便说明,我们将假设其反映了一个很小但有意义的可能性,即治疗方案 A 的死亡率低于治疗方案 B。图 12-7 展示了治疗方案 A 与 B 死亡率风险比的三个分布。灰色实线反映了我们在现有证据下的所认为的情况——即所谓的先验。这是对实际情况 1~5 进行抽样的随机分析中的有效性分布。

考虑到做出错误决策的风险,卫生系统将治疗方案 A 和 B 开展一项头对头试验。在试验中观察到的相对死亡风险分布由黑色虚线描述——称为似然分布。当试验数据与先验信息(灰色实线)综合到一起时,相对风险的最佳估计由空心曲线展示,其也被称为后验分布。需要注意的重要一点是,根据后验信息,治疗方案 B 与额外死亡率相关的概率要低得多,即与先验分布相比,后验分布的正数比例要小得多。

表 12-5 说明了如何使用后验分布来估计 EVPI。在实际情况 2 中,治疗方案 A 的 NHB 为 10,而治疗方案 B 的 NHB 为 11。治疗方案 B 现在是实际情况 2 中的正确选择,所以在这种情况下,根据期望值在治疗方案 A 和 B 中选择

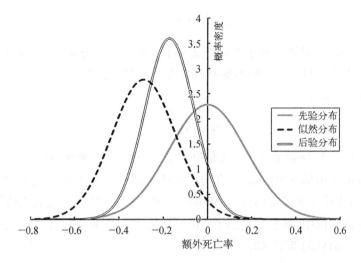

图 12-7　三线图：与治疗方案 A 相比治疗方案 B 的额外死亡率

是没有健康损失的。完美信息的期望净现值现在在 NHB 量表上仅为 0.4，完美信息的价值因为研究有所降低，而这种降低正好能够体现研究的价值。需要强调的是，对特定研究价值（EVSI）的正式计算实际上比这种概念性的说明更复杂。我们将在本章的后面部分对其进行讨论。

表 12-5　额外信息对完美信息期望值的影响

不同实施情况	治疗后的健康获益		最优选择	最大健康获益	健康损失
	A	B			
实际情况 1	9	12	B	12	0
实际情况 2	10	11	A	11	0
实际情况 3	14	20	B	20	0
实际情况 4	11	10	A	11	1
实际情况 5	14	13	A	14	1
期望值	11.6	13.2		13.6	0.4

12.5.3　计算完美信息期望值

计算 EVPI 如表 12-4 中所阐述的方法那样简单直接。但是，将其以代数的形式加以展示有助于读者理解。

$$\max_j E_\theta \mathrm{NB}(j, \theta) \tag{12.1}$$

公式(12.1)描述了基于当前信息 theta (θ)的治疗方案(j)的期望 NB。

基于当前信息所选择的方案是模拟得到所有方案中期望 NB 较高的方案,即基于 θ 的方案 j。

$$E_\theta \max_j \mathrm{NB}(j, \theta) \tag{12.2}$$

公式(12.2)描述了基于完美信息的治疗方案(j)的期望 NB。

在给定完美信息的情况下,在每次模拟中都可以选择具有较高 NB 的干预方案,然后计算每次模拟的较高 NB 的平均值,即每次模拟中较大值的期望值。如果在每次模拟中,我们都选择了 NB 更高的卫生技术,则此计算结果能够代表基于完美信息的期望 NB。

$$\mathrm{EVPI} = E_\theta \max_j \mathrm{NB}(j, \theta) - \max_j E_\theta \mathrm{NB}(j, \theta) \tag{12.3}$$

EVPI 就是基于完美信息的期望 NB 与基于当前信息的期望 NB 之差。

12.6 分解信息价值:完美参数信息期望值和样本信息期望值

决策不确定性和 EVPI 考虑了决策模型中所有参数的不确定性。实际上,某些参数不确定性比其他参数更大。例如,医疗卫生系统中物理治疗的低成本通常比新药的有效性更明确。这是因为医疗卫生系统每年会提供数十万次物理治疗干预,同时积累了大量的相关成本数据。相比之下,一种新药可能仅积累了几百名患者的数据,而且决策者也无法直接获得患者个体数据。因此,不难看出有些参数比其他参数更具不确定性,也意味着这些参数将比其他参数对决策整体不确定性的影响更大。鉴于研究预算(如卫生预算)有限,决策者可能会对部分 VOI 分析感兴趣,即分解 VOI,以便他们能够确定配置有限研究资源的优先级。

VOI 的分解有两种不同的形式:一是能够计算决策模型中特定参数 EVPI 的部分参数信息期望值(expected value of partial parameter information,EVPPI);二是能够计算特定规模研究所提供额外信息期望价值的 EVSI。不过 EVPPI 和 EVSI 的正式计算超出了本章内容的范围,本章并没有设置对两种计算的实操。这主要是因为他们的模拟需要花费大量时间在 Excel 所构建的基于 Visual Basic 编程的模型中计算。但是理解这些分析的原理十分重要,本章接下来的部分将重点介绍对这些方法的概念和计算思路。

12.6.1 完美参数信息期望值

理解 EVPPI 只是在理解 EVPI 的基础上迈出了很小的一步。我们所感兴趣的是：基于当前信息决策的期望 NB 与基于了解特定参数信息后决策的期望 NB 间的差。对后者进行估计的方法是对特定感兴趣的参数的每个可能值进行模拟，同时允许所有其他参数在 PSA 中变化。对于每次模拟，我们记录所比较干预方案中的最大 NB。然后，我们取这些最大 NB 的平均值来计算感兴趣的参数确定后的期望 NB。基于完美参数信息的期望 NB 与基于当前参数信息的期望 NB 之差就是对所感兴趣特定参数进行额外研究价值的最大值，即 EVPPI。

$$\text{EVPPI}_\phi = E_\phi \max_j E_{\{\phi, \psi\}} \text{NB}(j, \phi, \psi) - E_\theta \max_j \text{NB}(j, \theta) \quad (12.4)$$

此处，ϕ 是我们感兴趣的具体参数；ψ 是模型中所有其他不确定参数，θ 是模型中所有参数的当前信息[1]。

12.6.2 样本信息期望值

EVSI 可以理解为根据特定样本量（n）的研究提供的额外信息所降低做出错误决策的期望成本。我们可以通过模拟特定规模研究的可能结果来对其进行量化，即通过模拟样本数据，更新为感兴趣参数提供支持的当前信息，再根据更新后的信息生成相应参数的后验分布，然后重新估计每种治疗方案的 NB 并确定期望 NB 较高的治疗方案。重复此过程，并计算每次模拟所得期望 NB 的平均值。基于当前信息的期望 NB 和基于后验分布的期望 NB 之差即为 EVSI[2]。

$$\text{EVSI} = E_D \big[(\max_j E_{\theta_l}) \mid \text{DNB}(j, \theta_i) \big] - \max_j E_\theta \text{NB}(j, \theta) \quad (12.5)$$

其中 θ 是感兴趣的参数，D 是模拟的额外数据。[3]

12.7 练习：构建净收益概率图并计算完美信息价值

关于马尔可夫模型的练习已基本完成。剩下的任务就是根据模拟数据构

---

① 译者注：此处的 ϕ 指的应是完美信息。

② 译者注：更多关于 VOI 的理论、实践和计算方法推荐阅读文献：Fenwick E, Steuten L, Knies S, et al., 2020. Value of Information Analysis for Research Decisions — An Introduction: Report 1&2 of the ISPOR Value of Information Analysis Emerging Good Practices Task Force. Value Health, 23(2): 139-150。

③ 译者注：i 代表的是特定样本量研究提供的额外信息。

建净收益曲线和 NBPM,然后计算 EVPI。由于净收益盈亏平衡曲线是 NBPM 的一部分,我们将一起进行两者的构建。虽然本章涵盖了生成 NBPM 和计算完美信息期望值的主要步骤,但我们还提供了使用 Excel 工作簿的练习,该工作簿可从 https://hta-modelling. leeds. ac. uk/downloads/获得。我们总共提供了 3 个练习。练习 12A:构建净收益盈亏平衡曲线;练习 12B:构建 NBPM;练习 12C:计算 EVPI。

请牢记 NBPM 记录了模型时间范围内的增量累积 NB 以及每个时间点期望值周围的不确定性。在此模型中,我们关注的是与治疗方案 A 相比治疗方案 B 的增量 NB。想要构建 NBPM,我们需要为特定周期的增量 QALY、增量成本、NB 和累积 NB 添加变量。治疗方案 B 的马尔可夫迹的末尾处是添加这些变量最方便的位置。请记得在增量成本和增量 QALY 数据末尾添加半周期循环校正。另外,为了获得所有模拟的数据以构建 NBPM,还需要复制累积 NB 变量。执行此操作的最简单方法是将“累积净收益”列旁边的列设置与“累积净收益”列相等,并将其命名为“Copy_Cun_NB”。然后将单元格引用设为绝对引用,如单元格引用 AS22 变为 \$AS \$22。

读者现在可以创建一个数组来报告每次模拟的累积 NB 及相关数据,但需要修改现有的 PSA 宏,以确保它能记录包含附加结果的附加单元格内容,并将每次模拟结果粘贴到新的结果数组中。

第一步是复制并粘贴 Copy_Cum_NB 数据,使其位于现有概率分析得到的期望成本和健康产出数据的旁边。此数据应该在工作表中以单行形式展示,因此需要使用“粘贴转置”工具将累积数据从列粘贴为行。表 12-6 展示了我们模型的每周期概率分析结果和所模拟数组的格式。每个周期的结果延伸至第 61 周期,且类似的模拟将一直持续到 10 000 次。表中只展示了前 5 次模拟的 5 个周期的结果。

表 12-6　每周期概率分析结果输出格式

txA_成本	txA_QALY	txB_成本	txB_QALY	txB_累积_NMB_1	2	3	4	5
\$15 468	0.506	\$30 478	0.837	\$15 468	0.506	\$30 478	0.837	\$15 468
				txB_累积_NMB				
				周期				

续表

模拟	txA_成本	txA_QALY	txB_成本	txB_QALY	1	2	3	4	5
1	$16 878	0. 405	$30 665	0. 596					
2	$17 893	0. 404	$30 424	0. 64					
3	$16 931	0. 532	$28 499	0. 699					
4	$15 646	1. 307	$29 998	1. 524					
5	$17 528	−0. 609	$31 527	0. 12					

　　模拟结果数组包含了构建 NBPM 所需的所有信息。NBPM 由每周期时间点累积 NB 的平均值和十分位数构成。在 Excel 中构建 NBPM 的最简单方法是使用百分位数和平均值函数。表 12-7 展示了我们在模型中构建 NBPM 数据数组的方式。同样,虽然实际模型有 61 个周期,表中仅显示 5 个周期的模拟结果。

表 12-7　每周期概率分析结果输出格式

每周期累积 NHB 的十分位数和平均值			
周期	0	1	2	3
第一个十分位数	=PERCENTILE(BF9: BF10008,0.1)	=PERCENTILE(BG9: BG10008,0.1)	=PERCENTILE(BH9: BH10008,0.1)	=PERCENTILE(BI9: BI10008,0.1)
第二个十分位数	=PERCENTILE(BF9: BF10008,0.2)	=PERCENTILE(BG9: BG10008,0.2)	=PERCENTILE(BH9: BH10008,0.2)	=PERCENTILE(BI9: BI10008,0.2)
第三个十分位数	=PERCENTILE(BF9: BF10008,0.3)	=PERCENTILE(BG9: BG10008,0.3)	=PERCENTILE(BH9: BH10008,0.3)	=PERCENTILE(BI9: BI10008,0.3)
第四个十分位数	=PERCENTILE(BF9: BF10008,0.4)	=PERCENTILE(BG9: BG10008,0.4)	=PERCENTILE(BH9: BH10008,0.4)	=PERCENTILE(BI9: BI10008,0.4)
平均值	= AVERAGE (BF9: BF10008)	= AVERAGE (BG9: BG10008)	= AVERAGE (BH9: BH10008)	= AVERAGE (BI9: BI10008)
第六个十分位数	=PERCENTILE(BF9: BF10008,0.6)	=PERCENTILE(BG9: BG10008,0.6)	=PERCENTILE(BH9: BH10008,0.6)	=PERCENTILE(BI9: BI10008,0.6)
第七个十分位数	=PERCENTILE(BF9: BF10008,0.7)	=PERCENTILE(BG9: BG10008,0.7)	=PERCENTILE(BH9: BH10008,0.7)	=PERCENTILE(BI9: BI10008,0.7)
第八个十分位数	=PERCENTILE(BF9: BF10008,0.8)	=PERCENTILE(BG9: BG10008,0.8)	=PERCENTILE(BH9: BH10008,0.8)	=PERCENTILE(BI9: BI10008,0.8)
第九个十分位数	=PERCENTILE(BF9: BF10008,0.9)	=PERCENTILE(BG9: BG10008,0.9)	=PERCENTILE(BH9: BH10008,0.9)	=PERCENTILE(BI9: BI10008,0.9)

一旦读者得到与表 12-7 类似的数据表,便能够使用 Excel 中的折线图工具构建 NBPM。与往常一样,请记住标记坐标轴并为图表命名。另外,鉴于绘制的等值线数量较多,可以添加图例,其可以很好地帮助读者解释每条等值线的内容。做到这里,希望您已经得到类似于图 12-8 的 NBPM。

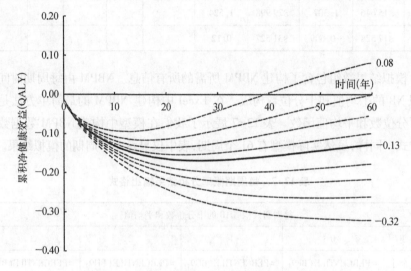

图 12-8　包含预期盈亏平衡曲线的净收益概率图

计算完美信息期望值

在您的模型中,您应该已经可以根据一列 NMB 计算选择卫生技术了。我们在模型中将此列标记为"最优"。它应该取"治疗方案 A""治疗方案 B"或"任意一个治疗方案"。

接下来,您需要计算依据所有模拟结果期望 NB 所选择干预相关的 NB 损失(依据所有结果期望值的选择不能做到在每次模拟中都选择最优方案),即每次模拟各方案中最大 NB 的期望值与所有模拟结果期望 NB 中最大值间的差值。您需要使用嵌套的 IF 函数,此函数能够比较每次模拟最大 NB 的期望值与所有模拟得到的最大的期望 NB。EVPI 其实就是所有模拟得到的期望 NB 的损失。表 12-8 展示了我们模型的前 5 次模拟结果及我们用来计算 EVPI 的公式。请注意,计算 EVPI 的公式是指根据完整的 10 000 次模拟结果进行计算,最终计算结果大约为每人 $3 757。

表 12-8　计算完美信息期望值

	txA_NB	txB_NB	Selected	EVPI
	$8 337	$4 435	tx A	= AVERAGE (BS9：BS10008)
Probability Cost Effective	= COUNTIF（ $ BR9： $ BR10008 ," txA " ）/ COUNT(BK $9：BK $ 10008)	0. 4183		
	incr_cost	incr_QALY	ICER	
	$5 280	0. 046	$114 620	
模拟	txA_NB	txB_NB	最优方案	NB 损失
	$31 099	$166	tx A	=IF($ BR $2 = " tx A" , MAX (0, BQ9 − BP9)) , IF ($ BRS = " tx B" , MAX (0, BP9 − BQ9) , MAX (BP9 , BQ9) − MIN (BP9 , BQ9))
	− $19 943	− $23 286	tx A	$ 0
	− $19 872	− $17 512	tx B	$2 360
	$7 942	− $7 442	tx A	$ 0
	$23 846	$17 552	tx A	$ 0

12.8　小结

（1）决策不确定性是决策者做出有关某项卫生技术的错误决策的风险：采用低价值卫生技术或未能采用高价值卫生技术。

（2）当前医疗保障部门对了解决策不确定性越来越感兴趣，并在决策过程中对其有所考虑。

（3）CEAC 和 CEAF 能够高度整合有关决策不确定性的信息。

（4）审查有关预期成本和健康收益随时间推移的不确定性分布，可为决策者提供更详细的信息。

（5）NBPM 是通过成本效果分析模型进行概率分析得到的总结性结果，其呈现了成本和健康收益以及它们的不确定性如何在分析的时间范围内分布。

（6）NBPM 可以帮助决策者了解基于证据发展的准入计划对价值、盈亏平衡时间和决策不确定性的影响。

（7）VOI 分析可以让决策者考虑与延迟报销以进行进一步研究相比，不同基于证据发展的准入计划的相对价值。

第 12 章参考文献

第 13 章

卫生技术监管和报销中的信息价值

从社会或医疗卫生体系角度出发,医学研究的目标应该是提高人群健康水平。根据前面章节的内容不难看出,如果仅考虑所评估干预方案的治疗效果,此目标难以实现。在不确定性的背景下,研究成本高昂和受试患者要承担试验风险这两个因素都有可能在人群中产生机会成本。本章作为结束章节,将在第 12 章的基础之上介绍信息价值在确定研究优先级和研究设计中的应用。

13.1 引言

从社会或医疗卫生体系角度出发,医学研究的目标应该是提高人群健康水平。根据前面章节的内容不难看出,如果仅考虑所评估干预方案(intervention)的治疗效果,此目标难以实现。在不确定性的背景下,研究成本高昂和受试患者要承担试验风险这两个因素都有可能在人群中产生机会成本。这些机会成本可能源于临床上使用的次优治疗方案或者导致其他患者无法获得更有效治疗的次优支出。试想一旦有研究开展,一定会有研究过程和管理方面的支出;而将这些支出用在卫生系统的其他方面可能会带来潜在的更大健康获益。

目前有关孤立研究(isolated research studies)和临床试验设计方法的文献已被广泛发表。总体来说,这些文献侧重于测量在特定统计确定性水平上具有临床意义差异的方法,而较少涉及整个研究项目的设计方法或确定各研究主题优先顺序的准则。当前,确定公共研究优先顺序的机制远不够透明,其主要依赖于预先设定的标准,但这种标准可以在同行评审和小组讨论程序中被解释。这种机制需要一个明确且可重复的框架来完善,以评估具体研究所预期的潜在人群水平获益(包括减少报销决策不确定性的获益)。决策分析和信息价值(value of information, VOI)分析则提供了一个确定各研究项目内或研究项目之间优先顺序的框架。本章将探讨当研究目的是为后续的报销决策提供支持时,VOI分析为研究设计提供信息的潜力。其中,13.2节探讨使用VOI分析来确定研究优先顺序;13.3节探讨VOI分析对研究设计的潜在贡献,以及13.4节探讨以监管和报销为目的设计临床研究时广泛应用VOI分析的障碍。

13.2 信息价值分析用于确定研究优先顺序

根据本书第12章概述的VOI分析原理,如果决策者做出采用某种干预方案的决策,VOI分析可以被看作一种量化决策不确定性或期望机会成本的方法。此方法中的完美信息期望值(expected value of perfect information, EVPI)能够为单个已定义决策问题的决策者提供直观的不确定性负担估计。若决策者同时面对有关同一人群的多个相互竞争的决策,那么 EVPI 可用于比较每个决策不确定性的大小。若决策者有能力为进一步研究投资,那么 EVPI 可作为确定各决策问题研究优先顺序的工具。

如果决策者希望不局限于 EVPI 提供的研究优先顺序,则需要进一步考虑样本信息期望值(expected value of sample information, EVSI)。EVSI 已被描述为一种量化某一具体研究设计能够减少决策不确定性程度的方法,可以与 EVPI 相同的方式用于确定不同研究设计的优先顺序,且排序结果更加可靠。然而,需要注意的是,EVSI 可以衡量在必须做出决策的时间点可能减少的决策不确定性负担,但不能综合衡量减少这种不确定性研究的投资价值。以下部分将概述评估上述研究时需要考虑的其他因素。

13.3　信息价值分析用于研究设计

除消耗为研究投入的资源外,研究本身也有代价。研究往往比较耗时,并且可能延迟决策者采用某些干预方案的最终决策。其后果可能是阻碍对患者进行有效治疗,或者在研究进行时对治疗效果较差的治疗方案进行次优投资。因此,第 12 章中所述的 EVSI 公式中其实缺少有助于研究投资价值的三个部分:① 研究报告所需的时间;② 研究报告所需时间的不确定性;③ 患者在研究进行期间和一旦研究被报告后所产生的成本和健康获益。为清晰起见,本书将包含上述三个因素的度量称为样本信息期望净现值(expected net present value of sample information, ENPVSI)。

样本信息期望净现值的计算

信息将来自未来某个时间点 t 所报告的研究。与之前一样,此研究提供的数据 X_{θ_I} 将更新从前面 θ 到后面 $\theta \mid X_{\theta_I}$ 的参数值。研究的总成本不仅包括开展研究本身的成本,还包括参与研究的患者预期获得或放弃的健康价值。研究之外的患者成本以及健康获益的增减也要考虑在内。如果这些患者在研究期间仅能接受标准治疗,且新的干预方案的预期治疗效果更佳,那么他们将在"决定投资研究"和"研究报告其结果并致使决策者做出新决策"的两个时间点期间遭受净损失。另外,研究的成本以及由研究获得的收益都需要被贴现(discounted),以反映新的信息和任何报销决策的改变都会在未来不确定时间点发生的事实。因此,若想准确计算 ENPVSI,有必要构建模型进行模拟。

步骤1：截至研究报告其结果时，参与研究的患者的预期成本和健康产出。

步骤2：截至研究报告其结果时，未参与研究的所有患者的预期成本和健康产出。

步骤3：研究报告其结果后，所有参与研究和研究之外患者的预期成本和健康产出。

步骤4：研究报告其结果的不确定时间。

实现步骤1到步骤3涉及以惯用的方式从预期净效益（net benefit，NB）中抽样。实现步骤4的一种直观方法是将试验模拟模型纳入EVSI计算，以表示研究开展时间（τ）的不确定估计。τ可能取决于多种不确定因素，包括每种策略的预期效果和所关注事件（具有时间依赖性的临床结果）的基线情况，开展研究的时间以及患者入组情况的不确定。它还可能包含所开展研究根本无法被完成的风险。这将允许我们扩大为计算研究获益所建模型的范围，即从研究设立到研究报告其结果和决策者重新做出报销决策，进而在此范围内考虑研究内外患者的成本和健康产出。

如果我们考虑在一项双臂随机对照试验中对比标准治疗与单个干预方案的研究设计，那么需要将四组患者中每名患者的NB乘以各组相关时间段内的患者数量，以评估随着时间变化的NB。EVPNSI则是这些患者所在组的预期NB的组合（图13-1）。

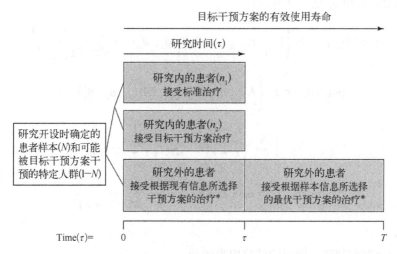

图13-1 从样本信息计算净效益示意图（Hall et al.，2012）

＊取决于是否使用NB最高的干预方案，或者其是否受到"仅限研究完成"或"仅限开展研究"协议的限制

1. 在研究范围内

（a）接受标准治疗（$\mathrm{popNB_{trial.1}}$）；

（b）接受目标干预方案治疗（$\mathrm{popNB_{trial.2}}$）。

2. 在研究范围外（$\mathrm{popEVSI_{out}}$）

（a）接受标准治疗；

（b）接受目标干预方案治疗。

鉴于我们在提出研究，所以研究之外患者的期望 NB 应取决于所提出研究的预期。相比之下，试验内患者的期望 NB 来自以假设样本量为基础的模拟试验结果。由于约束了在研究报告结果之前发生疾病的患者，所以患者治疗方案的选择可能会受到所在试验组别的限制。此外，对于试验外患者，将基于当前信息选择最佳治疗方案——这可能取决于决策者在起始时间（time zero）所用的特定决策规则。

因此样本信息期望净现值（ENPVSI）的计算公式为

$$\mathrm{ENPVSI} = \sum_{j=1}^{2} \mathrm{popNB_{trial.}}_j + \mathrm{popNB_{out}} - \mathrm{popNB_{current}}$$

在比较 J 个治疗方案时，公式可广义化为

$$\mathrm{ENPVSI} = \sum_{j=1}^{J} \mathrm{popNB_{trial.}}_j + \mathrm{popNB_{out}} - \mathrm{popNB_{current}}$$

假设 θ_I 和 θ_I^c 是独立的，有

$$\mathrm{popNB_{trial.}}_j = E_\tau \left\{ E_{X_{\theta_I}} \left[E_{\theta_I^c, \theta_I | X_{\theta_I^c}} \mathrm{NB}(j;\theta_I,\theta_I^c) \right] \cdot \sum_{t=1}^{\tau} \frac{n_{jt}}{(1+r)^t} \right\}$$

$$\mathrm{popNB_{out}} = E_\tau \left\{ E_{X_{\theta_I}} \left[\max_j E_{\theta_I^c, \theta_I | X_{\theta_I}} \mathrm{NB}(j;\theta_I,\theta_I^c) \right] \cdot \right.$$

$$\left. \left[\sum_{t=1}^{\tau} \frac{I_t - n_t}{(1+r)^t} + \sum_{t=\tau}^{T} \frac{I_t}{(1+r)^t} \right] \right\}$$

$$\mathrm{popNB_{current}} = \max_j E_\theta \mathrm{NB}(j,\theta) \cdot \sum_{t=1}^{T} \frac{I_t}{(1+r)^t}$$

其中，

n_t =时间间隔 t 期间的试验内患者数；

τ =进一步抽样的时间（研究报告其结果的时间）；

T =决策相关的时间。

附录 13.1 中概述了通过两级模拟(two-level simulation)实现 ENPVSI 的蒙特卡罗抽样算法。

如果我们希望考虑一种特殊情况,即一项新干预方案仅在研究开展(only in Research,OIR)或仅在已完成研究(only with research,OWR)的条件下获批,那么相同的框架可以在研究起始时间(time zero)的附加约束下被应用。具体而言,就是在时间 τ 之前,限定 OIR 情况下试验外患者的 NB 来自标准治疗,而 OWR 情况下试验外患者的 NB 来自目标干预方案。

13.4　决策理论准备好为试验设计提供信息了吗?

基于决策建模的 VOI 方法仍然是卫生经济学家和贝叶斯统计学家大力发展的重点。但是,想要这些方法在临床研究领域广泛并充分地应用,还有许多挑战需要克服。

13.4.1　构建决策问题

与任何决策建模一样,模型能够充分代表基础临床路径至关重要。如果想要在没有构建复杂模型的情况下充分解决问题,将会增加分析错误的风险。充分刻画结构不确定性也很困难,同时遗漏关键参数可能会对 VOI 分析产生一系列影响,从而导致错误确定研究的优先顺序。不仅在确定研究优先顺序方面,其实任何类型的基于模型的经济学评价都存在这个问题。选用可替换的模型结构进行敏感性分析是目前最好的解决办法。

13.4.2　证据合成和模型参数化

证据合成和模型参数化具有一定的挑战性,如需要通过专家获取先验信息为未进行实证研究的模型参数提供信息(见第 2 章)。还需要考虑模型不同参数之间的相关性,并在相关时间范围内对短期数据进行准确外推。此外,具有挑战性的还有对替代指标的依赖和医疗机构之间数据的互通性问题。

13.4.3　计算和统计挑战

EVPI 和 EVSI 可以通过多种方法计算,具体取决于模型线性假设和正态假设的有效性(Ades et al.,2004;Brennan et al.,2007;Hall et al.,2012;Strong and Oakley,2013;Strong et al.,2014)。这些方法比本章中描述的方法更容易实施,但对卫生技术评估来说,这些方法通常需要与复杂的完全非参模型一起使用,因此其实用性受到了限制。非参数 EVSI 的计算负担更重,并且尽管分析方法在持续发展,但还是需要进行大量计算。应用高性能计算硬件是目前针对这一挑战的最佳解决办法。

13.4.4　监管部门和报销机构的使用

报销机构和其他监管部门(可能也会与审批机构合作)有权利要求实施 VOI 分析。同时,他们也有责任保证所实施的 VOI 分析遵循一定的分析标准。但他们想要做到这些,必须克服诸多挑战。其中包括更多信息出现后导致决策被撤销的相关问题、干预方案作为常规治疗方案后进行进一步研究的问题以及行政辖区内等待其他人进行研究的潜在动机(搭便车问题)。

13.4.5　公共研究专员和临床试验人员的使用

许多临床研究者对过去 30 年来出现的医疗卫生经济学评价框架并不熟悉。那些没有技术专长的人对决策建模仍然存有不信任(Claxton et al.,2005)。创造假设和设计试验的传统方法已经发展了几十年,临床医生和统计学家已经学会通过共同努力提高临床研究的内部效度(internal validity),这导致采用替代框架无疑会面临一些阻力。但为了提高效率,临床医生、试验者和卫生经济学家必须共同努力,提供这种承认机会成本现实性的替代范式。这需要通过现实且易于理解的应用示例向相关者展示上述方法是如何改进重要临床试验设计的。虽然这些已经开始出现,但需要更多的努力才能达到一种里程碑式的进步,即研究流程的设计旨在有效地生成支持监管和报销决策所需的信息。

13.4.6　卫生技术的产业发展

在产业资助药物研发的背景下,社会利益优先考虑或设计研究似乎无关紧要,因为其目标是利润最大化而非追求社会健康效益。然而,确保药物研究充分为公共报销决策者提供信息可能对寻求加快市场准入的企业有利。在这方面提供明确的目标岗位是必不可少的,目的是为产业研究设计人员提供一种明确的激励,以生产明确的基于成本效果的研究结果。事实上,随着监管部门正式要求提供经济学评价证据,除了纯粹的临床结果外,公司还需要提高其研究项目的效率以满足经济学评价需求。最近,VOI 分析被提议作为价值工程转化(value engineered translation,VET)框架的一部分(Bubela and McCabe,2014),该框架对转化投资技术进行分类(根据其满足基于价值市场准入标准的潜力），然后确定涵盖生产、监管和传统安全性有效性问题的关键循证投资。开发人员正在将 VET 框架用于与个体化医疗（personalised medicine）、干细胞和肿瘤治疗相关的Ⅲ期前临床开发领域。

13.5 不断变化的监管和报销环境中的信息价值

提早建立一个能够确定医疗保健研究优先顺序的明确框架十分必要。决策分析模型被医疗技术报销程序广泛采用意味着决策理论方法是一个合理框架。其能够估计所进行研究的价值，并有助于确保在干预方案获批时或接近获批时能产生足够的证据来支持报销相关决策。此外，其还能够支持与上市前研究相一致的上市后研究设计，即帮助确定在患者获得技术之前需要哪些证据，以及在此之后可以有效地收集哪些证据，从而使开发人员和公共行政机构能够做出明智的决策。鉴于监管机构越来越重视新技术的快速审评审批，这种连贯设计上市前和上市后研究的能力对监管部门和报销机构都是有益的（FDA，2012；EMA，2006；Health Canada，2014）。VOI 框架便可以为当前监管部门和报销机构讨论上市后准入研究的要求提供一个共享方法框架。其还能够帮助这些机构证明，与所需研究将提供证据的价值相比，此类研究的成本是合理的。而且，其还可以促进跨临床适应证的评估和不同类型技术的监管流程采用一致的方法。这种方法和过程的一致性可以减少开发新技术投资的不确定性，这对于技术开发商和制造商将会具有极大的商业吸引力。

在未来几年，医疗保健支付者、监管部门和报销机构应该可以与临床试验人员、统计学家和卫生经济学家合作，提前确定需要多少证据和什么类型的证据，来为批准卫生技术或将其纳入报销范围的相关决策提供信息，从而提高患者在合理价格下获得有效治疗方案的可能性，确保新技术对人群健康产生正向影响。

13.6 小结

（1）针对某个卫生技术的研究是耗时的，并且会导致最终或修订后采用的决策延后，这可能导致当研究开展时，患者无法接受有效治疗方案或决策者对不适当的次优治疗方案进行投资。

（2）ENPVSI 允许分析者考虑研究报告其结果所需的时间、研究报告其结果所需时间的不确定性以及患者在研究开展期间和报告其结果后所产生的成本和健康产出。

（3）为准确计算 ENVPSI,分析者需要模拟研究中患者的预期成本和健康产出,直至研究报告其结果;模拟研究外患者的预期成本和健康产出,直至研究报告其结果;模拟所有研究中和研究外患者在研究报告其结果之后的预期成本和健康产出,以及模拟研究报告其结果时间的不确定性。

（4）VOI 方法仍然面临挑战,涉及充分刻画模型结构的不确定性、证据合成的方法和较重的计算负担。

附录

附录 13.1　用于人群 ENPVSI 计算的通用蒙特卡罗抽样算法

改编自 Ades 等（2004）。

θI = 相关参数（此处假设独立于 θ_I^c）。

首先记录基于当前信息的最优决策的净效益。然后定义一项研究,从中收集数据 $X_{\theta I}$ 以为 θI 提供信息。

A1. 对于 $i = 1, 2, \cdots, N$ 进行模拟。

B1. 从 θI 的先验（基线）分布中抽取样本 $\theta_I^{(i)}$。

B2. 从充分统计量 $X_{\theta I} \mid \theta_I^{(i)}$（源于一项定义的新研究）的分布中抽取一个样本 $X_{\theta I}^{(i)}$。

B3. 使用后验分布 $\theta_I^{(i)} \mid X_{\theta I}^{(i)}$ 的内部蒙特卡罗模拟循环,计算每个策略 j 的后验（更新）期望净获益。

B4. 给定可能性 $X_{\theta I}^{(i)}$,计算每个策略 j 的期望净获益,使用内部蒙特卡罗模拟循环估计其平均值。

B5. 基于 B3 找到模拟 i 中期望净获益最大化的策略 j。

B6. 使用 $X_{\theta I}^{(i)}$ 在试验报告时间（τ）的分布中抽样。

B7. 使用给定可能性 $X_{\theta I}^{(i)}$（B4）的平均值的期望净获益,将净获益分配给每个策略 j 中各试验组的患者,每个时间间隔最多为 τ,贴现。

B8. 使用后验期望净获益（B3）,记录在时间 τ 之前的时间间隔内未参加试验的患者的总体净获益,这些患者在给定基于截止时间 τ 的先前期望净获益的决策的情况下,接受最优策略 j,贴现。

B9. 在试验报告后的每个时间间隔内,根据后验期望净获益,使用贴现人群,记录最优策略 j 的人群净获益。

B10. 记录在 B7、B8 和 B9 中所有组的期望净获益的总和。

A2. 求 N 次模拟中人群期望净获益（B10）的平均值。是基于样本信息的决策的人群期望值。

A3. 从中减去基于当前信息的决策的人群期望值以计算得到 ENPVSI。

第 13 章参考文献

后 记

目前学习卫生技术评估、卫生经济学评价成本效果模型主要参考的教材为 M. F. 德拉蒙德(Michael F. Drummond)主编的《医疗卫生项目的经济学评价方法》(*Methods for the Economic Evaluation of Health Care Programmes*)和 A. 布里格斯(Andrew Briggs)主编的《卫生经济学评价的决策模型》(*Decision Modelling for Health Economic Evaluation*)这两本经典著作。这两本著作对卫生经济学评价的相关理论进行了完整、充分、透彻的介绍。但在读完这两本经典著作后仍可能会感到困惑:应当如何才能在 Excel 中搭建一个成本效果分析模型?尽管可以通过 YouTube、Coursera 等网络平台,以及与同行、学生之间的交流学习,但难免会出现只知操作却不知原理,甚至是不知道怎样操作的情况,同时也会出现知识碎片化难以形成体系的情况。相信这也是目前正在学习经济学评价的同行、学生经常会碰到的问题。

在我们接触此书并仔细阅读后,发现本书可以很大程度解决上述的问题。本书以搭建成本效果模型作为基本逻辑框架,将基本理论、证据合成、模型选择、模型搭建、概率敏感性分析、结果解读一步步展现给读者。以理论为基础,同时兼顾操作,系统化地、由浅入深地描述怎样构建一个符合 NICE、CADTH 等全球领先的 HTA 机构标准的完整经济学评价模型。非常适合已有一些理论基础但无操作经验的同道学习使用,并对目前经济学评价相关的国内教材和指南做了实操方面的补充。同时本书也强调了楚列斯基分解和信息价值两块目前国内关注、使用较少的知识。书中的一些观点,如 CMA 的使用、概率敏感性分析次数等也值得进一步深入研究,可为国内未来经济学评价方法学的发展提供参考。

尽管本书在经典教材之外,为经济学评价的教学提供了另一个极佳的选择,但在我们阅读和翻译本书的过程中也发现了一些不足之处。首先,本书于 2016 年出版,距今已有七年之久,在此期间,经济学评价的方法学已有了显著的发展。其次,本书的重点在于模型构建的教学,对于部分方法学的介绍不够深刻。因此,此次翻译本书的过程中,也是采用了"译者注"的方式,主要对于下面三种情况进行补充:① 当原书中提到的资料已有更新版本时,通过译者注提供新版资料的参考途径;② 当原书中的部分表达可能会引起读者,尤其是经济学评价初学者的困惑时,通过译者注进行进一步的解释;③ 对于原书未涉及或仅粗略一提的经济学评价中重要的方法学,如间接比较、生存分析等,通过译者注提供经典文献和报告供读者参考和深入学习。希望通过这种方式,读者能对经济学评价方法学产生更为全面、深刻的了解。

　　本书在翻译过程中,得到了许多领导、专家和同行的帮助。特别感谢上海市卫生和健康发展研究中心(上海市医学科学技术情报研究所)金春林主任的指导,感谢复旦大学陈英耀教授和中国药科大学李洪超教授的专业支持和细致校对,感谢瑞典卡罗林斯卡医学院姚竑翚博士,英国约克大学赵骞研究员,中国药科大学管欣博士、王璐颖博士、马越博士和丁瑞琳博士在本书翻译过程中给予的大力支持。

　　我们衷心地希望借助本书能使更多同行、同学扎实掌握经济学评价的理论和操作,共同推进经济学评价这门工具和卫生技术评估这门学科更高质量地发展。同时,囿于水平有限,本书翻译如有不当之处,还请各位读者多多批评指正。

李芬　胡嘉浩　刘宇晗

2023 年 9 月

原书作者简介

R. 埃德林（Richard Edlin）博士，新西兰籍，为新西兰奥克兰大学副教授，毕业于英国谢菲尔德大学，获得了卫生经济学博士学位。在各类学术期刊上发表论文 141 篇，包括 *JAMA*、*NEJM* 等顶尖医学期刊。

C. 麦凯布（Christopher McCabe）博士，加拿大籍，为加拿大阿尔伯特大学卫生经济学院主任，具有三十余年的卫生经济学研究经验。在各类学术期刊上发表了 200 余篇卫生经济学论文。

C. 休姆（Claire Hulme）博士，英国籍，为英国利兹大学医学健康学院院长、卫生经济学教授，具有丰富的卫生经济学研究经验，在各类学术期刊上发表论文 200 余篇。

P. 霍尔（Peter Hall）博士，英国籍，为英国爱丁堡大学教授，具有肿瘤医学博士学位，研究方向亦包括卫生经济学，为英国国家卫生与临床优化研究所专家评审组成员，在各类学术期刊上发表论文 100 余篇。

J. 赖特（Judy Wright），英国籍，为英国利兹大学高级卫生信息专员，对于文献检索、证据合成、文献管理有着丰富经验，在各类学术期刊上发表论文 100 余篇。